常见病拔罐疗法

CHANGJIANBING BAGUAN LIAOFA

第3版

刘　强　编著

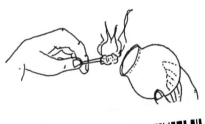

河南科学技术出版社

·郑州·

内容提要

本书简要介绍了拔罐疗法的原理及常用穴位,罐具的种类,拔罐疗法的分类,拔罐常用的材料,拔罐前的准备,拔罐的操作方法及注意事项等,详细介绍了内科、外科、妇科、儿科、五官科、皮肤科等百种常见病、多发病的拔罐治疗方法。为了方便读者理解,书中配有大量示意图。本书内容科学实用,图文并茂,可供医师、中医院校学生及中医爱好者阅读参考。

图书在版编目(CIP)数据

常见病拔罐疗法/刘强编著. —3版. —郑州:河南科学技术出版社,2019.1

ISBN 978-7-5349-9372-5

Ⅰ.①常… Ⅱ.①刘… Ⅲ.①拔罐疗法 Ⅳ.①R244.3

中国版本图书馆 CIP 数据核字(2018)第 245352 号

出版发行:河南科学技术出版社
　　　　　北京名医世纪文化传媒有限公司
　　　　　地址:北京市丰台区丰台北路 18 号院 3 号楼 511 室　邮编:100073
　　　　　电话:010-53556511　010-53556508
策划编辑:焦　赟
文字编辑:王俪燕
责任审读:周晓洲
责任校对:龚利霞
封面设计:中通世奥
版式设计:王新红
责任印制:陈震财
印　　刷:河南瑞之光印刷股份有限公司
经　　销:全国新华书店、医学书店、网店
开　　本:850 mm×1168 mm　1/32　印张:9.25　字数:192 千字
版　　次:2019 年 1 月第 3 版　2019 年 1 月第 1 次印刷
定　　价:38.00 元

前　言

　　拔罐疗法是中医技法治疗疾病的方法之一,是我国广大劳动人民在与疾病作斗争中逐步发展起来的一种中医医疗技术,其操作简单,用之常有奇效,故在民间一直广为流传,并深受广大人民群众的欢迎。拔罐疗法是采用筒状工具,利用火焰或蒸气等,使罐内形成负压,而准确地将罐具吸附在人体的特定部位或穴位上,以达到治疗疾病的目的。拔罐疗法经济实用,安全有效,临床常用于治疗内科、外科、妇科、儿科、五官科、皮肤科近百种常见病、多发病。

　　笔者为推广和普及拔罐疗法,总结了40多年的临床经验,在参考借鉴有关资料的基础上,以实用为原则,写成了《常见病拔罐疗法》一书。本书自1996年出版以来,由于内容科学实用、简便通俗,受到广大读者的喜爱,2007年曾进行修订,并多次重印,至今已发行达130 000余册。并由台湾世潮出版有限公司在我国台湾出版繁体字本,并在海外多国发行,深受海外读者的青睐,这是对笔者的极大鼓励和鞭策。本次修订为满足更多读者的需求,结合读者的意见,在保留第2版特色的基础上,修订和增加部分内容。本书修订后,共分为十六个部分,分别介绍了拔罐疗法的原理,人体经络的作用,拔罐疗法常用的穴位,罐具的种类,拔罐疗法的分类,拔罐常用的材料,拔罐前的准备,拔罐的操作方法及注意事项等。为了方便读者理解,书中配有大量示意图,本书所介绍的操作方法均易掌握且简单实用,文字亦通俗易懂,很适合基层医务工作者和广大人民群众阅读参考。

由于笔者学识浅薄,加之时间仓促,虽经修订,仍有错漏,敬请读者批评指正。

刘　强

目　录

一、拔罐疗法简史 ……………………………………（1）

二、拔罐疗法的治疗原理 …………………………（3）

　　（一）中医对拔罐疗法的认识 …………………（3）

　　（二）现代医学对拔罐疗法的认识 ……………（5）

三、人体经络的作用 ………………………………（9）

　　（一）经络的概念 ………………………………（9）

　　（二）经络系统的组成 …………………………（10）

　　（三）十二经脉循行流注规律 …………………（12）

　　（四）经络与脏腑的关系 ………………………（13）

　　（五）经络与病理 ………………………………（14）

　　（六）经络的治疗 ………………………………（15）

四、拔罐疗法常用穴位 ……………………………（17）

五、拔罐疗法罐具的种类 …………………………（28）

　　（一）竹罐 ………………………………………（28）

　　（二）玻璃罐 ……………………………………（28）

　　（三）陶土罐 ……………………………………（29）

　　（四）抽气罐 ……………………………………（29）

　　（五）橡胶罐 ……………………………………（30）

　　（六）其他 ………………………………………（30）

六、拔罐方法的分类 ………………………………（31）

　　（一）按排气方法分类 …………………………（31）

（二）按拔罐形式分类 ·············· （31）

（三）按综合治疗分类 ·············· （33）

七、拔罐常用的材料 ················ （36）

（一）燃料 ······················ （36）

（二）消毒用品 ···················· （36）

（三）针具 ······················ （37）

（四）润滑剂 ···················· （37）

八、拔罐术前的准备 ················ （38）

（一）常用拔罐的体位 ·············· （38）

（二）清理吸拔部位 ················ （40）

（三）罐具的选择和准备 ············ （40）

九、拔罐的注意事项 ················ （42）

（一）严格掌握禁忌证 ·············· （42）

（二）操作稳、准、快 ·············· （42）

（三）选择正确的拔罐部位 ·········· （42）

（四）及时处理患者的异常情况 ······ （43）

（五）根据病情调整拔罐方式 ········ （43）

十、拔罐的操作方法 ················ （44）

（一）火罐法 ···················· （44）

（二）走罐法 ···················· （48）

（三）水罐法 ···················· （49）

（四）药罐法 ···················· （51）

（五）抽气罐法 ···················· （53）

（六）针罐法 ···················· （55）

（七）起罐的方法 ················ （58）

（八）拔罐后皮肤变化的临床意义 ······ （59）

十一、内科疾病拔罐疗法 ……………………………（62）

(一)感冒 ……………………………………（62）

(二)支气管炎 ………………………………（65）

(三)支气管哮喘 ……………………………（68）

(四)肺炎 ……………………………………（73）

(五)急性胃炎 ………………………………（75）

(六)慢性胃炎 ………………………………（77）

(七)急性胃肠炎 ……………………………（79）

(八)消化性溃疡 ……………………………（82）

(九)胃下垂 …………………………………（84）

(十)溃疡性结肠炎 …………………………（86）

(十一)细菌性痢疾 …………………………（90）

(十二)神经性呕吐 …………………………（92）

(十三)膈肌痉挛 ……………………………（94）

(十四)胆囊炎、胆石症 ……………………（96）

(十五)慢性肝炎 ……………………………（99）

(十六)便秘 …………………………………（101）

(十七)肥胖症 ………………………………（102）

(十八)糖尿病 ………………………………（105）

(十九)心绞痛 ………………………………（107）

(二十)高血压 ………………………………（109）

(二十一)阵发性室上性心动过速 …………（112）

(二十二)脑血栓形成 ………………………（114）

(二十三)急性肾炎 …………………………（117）

(二十四)慢性肾炎 …………………………（119）

(二十五)泌尿系感染 ………………………（121）

（二十六）偏头痛 ……………………… （123）

（二十七）癫痫 …………………………… （126）

（二十八）躁狂抑郁症 ………………… （127）

（二十九）神经衰弱 …………………… （130）

（三十）男性性功能障碍 ……………… （132）

（三十一）前列腺炎 …………………… （136）

（三十二）面神经麻痹 ………………… （138）

（三十三）三叉神经痛 ………………… （141）

（三十四）肋间神经痛 ………………… （144）

十二、外科疾病拔罐疗法 ……………… （147）

（一）落枕 ……………………………… （147）

（二）颈椎病 …………………………… （149）

（三）肩周炎 …………………………… （152）

（四）腱鞘囊肿 ………………………… （155）

（五）网球肘 …………………………… （156）

（六）肋软骨炎 ………………………… （158）

（七）腰部软组织劳损 ………………… （159）

（八）急性腰扭伤 ……………………… （162）

（九）腰椎间盘突出症 ………………… （164）

（十）坐骨神经痛 ……………………… （166）

（十一）膝关节痛 ……………………… （169）

（十二）类风湿关节炎 ………………… （171）

（十三）足跟痛症 ……………………… （174）

（十四）肾绞痛 ………………………… （176）

（十五）脱肛 …………………………… （177）

（十六）痔 ……………………………… （180）

（十七）疖病 …………………………………… （182）

（十八）丹毒 …………………………………… （184）

十三、妇科疾病拔罐疗法 ……………………… （188）

（一）痛经 ……………………………………… （188）

（二）闭经 ……………………………………… （191）

（三）功能失调性子宫出血 …………………… （193）

（四）慢性盆腔炎 ……………………………… （196）

（五）带下病 …………………………………… （198）

（六）子宫脱垂 ………………………………… （201）

（七）妊娠呕吐 ………………………………… （204）

（八）产后缺乳 ………………………………… （206）

（九）产后恶露不绝 …………………………… （207）

（十）围绝经期综合征 ………………………… （209）

（十一）急性乳腺炎 …………………………… （211）

十四、儿科疾病拔罐疗法 ……………………… （215）

（一）小儿高热 ………………………………… （215）

（二）小儿肺炎 ………………………………… （215）

（三）百日咳 …………………………………… （218）

（四）流行性腮腺炎 …………………………… （221）

（五）小儿疳积 ………………………………… （222）

（六）小儿消化不良 …………………………… （223）

（七）小儿腹泻 ………………………………… （225）

（八）小儿遗尿症 ……………………………… （227）

十五、五官科疾病拔罐疗法 …………………… （230）

（一）急性结膜炎 ……………………………… （230）

（二）睑腺炎 …………………………………… （232）

（三）青光眼 ……………………………………（235）

（四）白内障 ……………………………………（237）

（五）视神经萎缩 ………………………………（239）

（六）慢性鼻炎 …………………………………（240）

（七）鼻出血 ……………………………………（243）

（八）慢性咽炎 …………………………………（245）

（九）急性扁桃体炎 ……………………………（247）

（十）内耳眩晕病 ………………………………（249）

（十一）颞下颌关节功能紊乱综合征 …………（251）

（十二）牙痛 ……………………………………（253）

（十三）复发性口腔溃疡 ………………………（255）

十六、皮肤科疾病拔罐疗法 ……………………（258）

（一）痤疮 ………………………………………（258）

（二）荨麻疹 ……………………………………（260）

（三）带状疱疹 …………………………………（263）

（四）神经性皮炎 ………………………………（266）

（五）银屑病 ……………………………………（268）

（六）湿疹 ………………………………………（270）

（七）黄褐斑 ……………………………………（272）

（八）白癜风 ……………………………………（275）

（九）皮肤瘙痒症 ………………………………（277）

（十）玫瑰糠疹 …………………………………（278）

（十一）酒渣鼻 …………………………………（281）

（十二）腋臭 ……………………………………（283）

一、拔罐疗法简史

　　拔罐疗法是以罐为工具,利用火焰燃烧、蒸气、抽气等造成罐内负压,使罐吸附于施术部(穴)位,通过吸拔和温热刺激,使局部发生充血或淤血现象,从而起到治疗作用的一种常用外治法。

　　拔罐疗法在我国民间广为流传,可治疗多种疾病,深受广大患者的欢迎。拔罐疗法古称"角法",是因为古人以兽角作罐治病,故而得名。在晋代医家葛洪所著《肘后备急方》中,就有以牛角制成罐来拔脓,治疗外科疮疡脓肿的记载。唐代王焘在《外台秘要》一书中,进一步阐述了角法的应用:"患痈瘇等病必瘦,脊骨自出,以壮丈夫屈手头指及中指,夹患人脊骨,从大椎向下尽骨极,指复向上,来去十二三回,然以中指于两畔处极弹之,若是此病,应弹处起作头,多可三十余头,即以墨点上记之,取三指大青竹筒,长寸半,一头留节,无节头削令薄似剑,煮此筒子数沸,及热出筒,笼墨点处,按之良久,以刀弹破所角处,又煮筒子重角之,当出黄白赤水,次有脓出……数数如此角之,令恶物出尽,乃即除,当目明身轻也。"在以后的《古今录验方》中还有以角法治疗蝎螫的记载。此外,还有《瑞竹堂经验方》的"竹筒吸毒法",《外科正宗》的"煮竹筒法"。清代名医赵学敏在《本草纲目拾遗》一书中,对火罐的出处、形态、适应病症、操作方法及其优点等,均做了详细介绍,如:"火罐,江右及闽中者皆有之,系窑户烧售,小如人指,两头微狭,使促口以受火气。凡患一切风寒,皆用此罐,以小纸烧见焰,投入罐中,即将罐合于患处。或头痛则合在太阳、脑户、巅顶;腹痛,合在脐上。罐得火气,合人肉即牢不可脱,须待其自落,患者但觉有股暖气,从毛孔透入,少顷火力尽,则自落,肉上起红晕,罐中有气水出,风寒尽出,不必服药。治风寒头痛及眩晕、风痹、腹痛等症。"

随着医疗实践水平的不断发展,拔罐疗法的种类、方法也不断创新,并从民间转入正规医院。其罐具也从兽角、竹筒发展为金属罐、陶瓷罐、玻璃罐,乃至近年来研制成的抽气罐、挤压罐、电磁罐等;操作方法亦从单纯的留罐法发展为走罐、闪罐法,以及针罐、药罐、刺血罐、抽气罐、水罐等拔罐方法;治疗范围从单纯吸拔脓血发展成能治疗风寒痹痛、虚劳、喘息等外感内伤的近百种疾病。

拔罐疗法之所以深受广大患者欢迎,是因为其操作简便、经济实用,实施过程中患者无痛苦,而且疗效显著。

二、拔罐疗法的治疗原理

拔罐疗法是运用各种方法使罐内空气减少,当罐口紧贴皮肤时,由于罐内空气减少而产生负压,使罐子吸附力增强,皮肤因被吸拔而隆起,使毛细血管扩张,局部皮肤充血,通过温热和负压吸力的刺激作用,引起局部和全身的应激反应,从而调节机体的生理功能,消除病理因素,以达到治疗疾病的目的。

拔罐疗法有疏通经络,祛湿逐寒,行气活血,消肿镇痛等作用。由于历史条件限制,过去对拔罐作用原理阐述得不具体,现综合有关文献叙述如下。

(一)中医对拔罐疗法的认识

拔罐疗法是一种对机体产生温热性、机械性、较温和的刺激的治疗方法,虽然只是在局部或经络穴位上给予刺激,但会引起局部和全身反应,以此来调整机体的功能,因而具有调节阴阳,疏通经络,开达抑遏,宣通气血,活血散瘀,消肿止痛,除湿逐寒,扶正祛邪,强壮身体的作用。

1. 平衡阴阳,扶正祛邪 中医运用阴阳失调来阐述疾病的发生机制,就是人在正常情况下,各种组织、脏器的功能活动都保持着有机的协调,即阴阳处于相对平衡状态。这种协调关系,如果因某种因素而遭到破坏,阴阳就会失去相对平衡而发生疾病,出现"阴盛则阳病,阳盛则阴病",以及"阳盛则热,阴盛则寒""阳虚则寒,阴虚则热"的各种病理变化。可见阴阳失调是产生疾病的根本原因。所以调整阴阳,恢复阴阳的平衡,就成为治疗疾病的关键。拔罐疗法通过吸拔经络穴位来调整某些脏器的功能作用,使机体的阴阳之偏盛、偏衰得以纠正,从而扶正祛邪以达到阴阳平衡。

2. 疏通经络,宣通气血 人体的经络,内属脏腑,外络肢节,纵横交错,网络全身,将人体内外、脏腑、肢节联系成一个有机的整体,借以运行气血,濡养脏腑。如果人体经络气血功能失调,正常的生理功能遭到破坏,疾病随之而产生。拔罐疗法根据经络与脏腑在生理、病理上的相互影响机制,通过对经络、腧穴的负压吸引作用在脏腑经络气血凝滞或经脉空虚时,引导营卫之气复来输布,鼓动经脉气血,濡养脏腑组织器官,温煦皮毛,同时使衰弱的脏腑功能得以振奋,鼓舞正气,加强祛除病邪之力,从而使经络气血恢复正常,疾病得以祛除。

3. 开达抑遏,活血散瘀 拔罐作用于肌表,通达于肌里,由浅入深,由近及远,催气促血,使之气血流畅,促进气血循环。人体内的脏腑等器官组织,都是通过经络系统来联系的,由于有了经络的联系,才使人体构成一个有机的统一体。而整体功能的维持,是通过五脏为中心来联系相关的脏腑、经络、气血并进行调节的。人体气血的周流也是以经络为联系渠道的。所以,疏通经络,实际上就是疏通气血。血活气通,则瘀血化散,壅塞凝滞得以消除。对局部来说,可以消肿止痛,对全身来说,具有促进血液循环的作用。拔罐疗法不但能使局部毛细经络通畅,也能使远端受到一定影响。

4. 消肿止痛,除湿逐寒 拔罐疗法有祛风散寒,祛湿除邪,温通经络,疏通血脉的作用。"通则不痛",所以又有消肿止痛的作用。疼痛消失,进而导致关节通利。清代赵学敏《本草纲目拾遗》称为火气罐,用以治疗风寒头痛及眩晕、风痹、腰痛等症而不必服药。利用罐内的吸引力,将充斥于体表的病灶、经络、穴位乃至深层组织器官内的风寒、痰湿、瘀血、热毒、脓血等,经皮毛吸引出来。可见拔罐疗法有驱散风寒,消肿止痛(镇痛),通利关节的作用。

5. 消散淤阻,托毒排脓 由于罐内形成负压,吸力很强,可使毒气郁结,恶血淤滞之症,在未化脓时,施以拔罐疗法,尤其是针刺之后拔罐,可使毒血吸出,气血疏通,淤阻消散。已经化脓时,可拔毒排脓,症状迅速减轻。

6. 健脾和胃,宽胸宣肺 拔罐疗法通过其温经通络,祛湿逐寒,行气活血和消肿止痛作用,能调和脾胃,温中散寒,以治疗因脾胃虚寒、脾胃不和引起的胃痛、腹痛、泄泻及呕吐。还能宣发肺气,调节气机升降,以宽胸宣肺,止咳平喘,清肺排痰。

总之,拔罐疗法可调节机体功能使之正常运转;当脏腑功能低下时,可增强其功能;当脏腑功能亢进时,可抑制其功能。

(二)现代医学对拔罐疗法的认识

拔罐疗法,是由于罐内形成负压,吸住皮肤而达到治疗效果的,对人体的作用是多方面的,现分述如下。

1. 机械刺激作用 拔罐时,由于罐内形成负压,吸力强,这种负压吸拔力,可使局部毛细血管充血,甚至破裂,红细胞破坏,出现自家溶血现象。拔罐内负压吸拔力愈大,这种自溶现象愈严重;吸拔力愈小,这种现象愈轻。负压吸拔力属于一种负压机械刺激作用,负压吸拔力的大小,意味着刺激量或刺激强度的大小。这种刺激,可以通过皮肤感受器、血管感受器,感受其刺激,经过传入神经纤维传至大脑皮质,反射性地调节兴奋和抑制过程,使整个神经系统趋于平衡。临床实践证明,轻而缓的拔罐手法,可使神经受到抑制;强而急的拔罐手法,可使神经兴奋。将火罐吸拔在胃俞穴、脾俞穴时,则胃的蠕动增强;当火罐吸拔在足三里穴时,则胃的蠕动减缓。由此可见,吸拔力的大小,直接影响其治疗效果。通过调整吸拔力大小的机械刺激作用,可调节机体脏腑功能趋于平衡。

2. 温热刺激作用 拔罐疗法对局部皮肤有温热刺激作用,在拔罐过程中因采用火罐法、煮罐法(竹罐)、药罐法以及温水罐法,其温热刺激能使局部的血管扩张,促进局部的血液循环,加速新陈代谢,改善局部组织的营养状态,因而增强了组织的活力,血管壁的通透性,白细胞及网状细胞的吞噬力,以及局部的耐受性及机体的抵抗力,达到促使疾病好转的目的。

3. 负压刺激作用 拔罐疗法由于有很强的负压吸附力量,所以能使拔罐部位毛细血管破裂,局部淤血,引起自家溶血现象,释放组胺和 5-羟色胺等。神经递质通过神经-体液机制,刺激传入神经传至大脑皮质,再由大脑皮质发生反射作用,使机体增加抗病能力。

4. 提高吞噬细胞的功能 临床研究表明,拔罐疗法的吸拔刺激能激发吞噬细胞作用。拔罐前后比较,拔罐后白细胞总数略有增加,其吞噬细菌指数(反映白细胞对细菌的吞噬能力)及血清补体效价都有明显的提高。而且白细胞数量并无明显增多,而吞噬细胞的功能却明显地提高了。这充分说明了拔罐疗法,可增强白细胞和网状内皮系统的吞噬功能,增强机体的抗病能力。

5. **对神经的调节作用** 拔罐疗法对神经系统的良性刺激,可经神经系统的末梢感受器传导至大脑皮质;对皮肤的良性刺激可通过皮肤感受器和血管感受器传导至中枢神经系统,从而发生反射性兴奋,调节大脑皮质的兴奋与抑制过程,使之趋于平衡,因而加强了大脑皮质对身体各部的调节和管制功能,促进病灶部位组织代谢作用增强,使疾病痊愈。

6. **促进血液循环** 拔罐疗法调节人体微循环,促进人体血液与组织间的物质交换;调节毛细血管的舒缩功能,促进局部血液循环;调节新陈代谢,改善局部组织营养;调节淋巴循环功能,使淋巴细胞的吞噬能力加强,提高机体的抗病能力,恢复人体正常功能。

7. **抗炎作用** 吸拔火罐后引起神经体液调节,可反射性地改善病变部分的血液循环和新陈代谢,促进病变部位组织的恢复和再生。吸拔之后引起的局部血液循环的改善,可迅速带走炎性渗出物及致痛因子,消除肿胀和疼痛。吸拔之后,局部白细胞数量的轻微增多和吞噬功能的增强,使细菌和病毒被迅速吞噬,所以有消炎作用。

8. **不同罐法的不同作用** 在火罐共性的基础上,不同的拔罐法各有其特殊的作用。例如,走罐具有与按摩疗法、保健刮痧疗法相似的效应:可以改善皮肤的呼吸和营养,有利于汗腺和皮脂腺的分泌,对关节、肌腱可增强弹性和活动性,促进周围血液循环;可增加肌肉的血流量,增强肌力和耐力,防止肌萎缩;可加深呼吸,增强胃肠蠕动,兴奋支配腹内器官的神经,增进胃肠等脏器的分泌功能;可加速静脉血管中血液回流,降低大循环阻力,减轻心脏负担,调整肌肉与内脏血液流量及贮备的分布情况。缓慢而轻的手法对神经系统具有镇静作用;急速而重的手法对神经系统具有一定的兴奋作用。循经走罐还能改善各经络功能,有利于经络整体功能的调整。

再如药罐法,在罐内负压和温热的作用下,人体局部毛孔、汗腺开放,毛细血管扩张,血液循环加快,药物可更多地被直接吸收,根据用药不同,发挥的药效各异。如对于皮肤病,其药罐法的局部治疗作用就更为明显。

另外,水罐法以温经散寒为主,刺络拔罐法以逐瘀化滞、解闭通结为主,针罐结合则因选用的针法不同,可产生多种效应。

三、人体经络的作用

前面已谈到,拔罐疗法是通过罐具吸拔人体特定部位或穴位来治疗疾病的。拔罐与针灸治疗一样,都要求取穴准确,只有准确地刺激经络穴位,才能收到明显的治疗效果。因为拔罐与经络关系非常密切,所以掌握基本的经络穴位知识,对应用拔罐疗法会有很大帮助。

(一)经络的概念

经,有路径的意思,经脉贯通上下,沟通内外,是经络系统中的纵行主干部分;络,有网络的意思,络脉纵横交错,网布全身,是经络系统中的分支部分。经脉与络脉的区别在于主干纵行分布在较深层的为经脉;以分支横行分布较浅表的为络脉。经与络虽有区别,但其循行分布则是相互联系紧密,彼此衔接如环。经络内连接脏腑,外布于肢节,沟通于脏腑与体表之间,将人体脏腑组织器官联系成为一个有机的整体,并借以行气血、营阴阳,使人体各组织器官的功能活动得以保持协调和相对的平衡。

经络学说与脏腑学说的有机联系,体现了中医学的整体观点,临床上辨经络、分虚实、取腧穴,运用刺法,调理气血,均是以经络理论为依据的。

（二）经络系统的组成

经络系统由十二经脉、奇经八脉、十五络、十二经别、十二经筋、十二皮部组成。

1. 十二经脉　即手三阴、手三阳、足三阳、足三阴经的总称。

（1）手三阴经

①手太阴—肺经。

②手厥阴—心包经。

③手少阴—心经（由胸走手）。

（2）手三阳经

①手阳明—大肠经。

②手少阳—三焦经。

③手太阳—小肠经（由手走头）。

（3）足三阳经

①足阳明—胃经。

②足少阳—胆经。

③足太阳—膀胱经（由头走足）。

（4）足三阴经

①足太阴—脾经。

②足厥阴—肝经。

③足少阴—肾经（由足走胸）。

以上十二经脉分布于全身，主要分内行路线和外行路线两个部分。阳经经脉各内属于六腑中的一腑，外行的都分布于四肢外侧；阴经经脉各内属于五脏中的一脏，外行的都分布于四肢内侧。在躯干上的分布：阳明、太阴行身之前；少阳、厥阴行身之侧；太阳行身之后；少阴行身之前。即手三阴分布于胸部和上肢内侧，手三阳分布于头面和上肢外侧，足三阳分布于头面和下肢外侧，足三阴分布于胸腹和下肢内侧。十二经脉分布于胸背、头面、四肢，均是左右对称，共计24条。其中，每一条阴经都与另一条阳经在体内脏腑相互属络；在体表是内侧和外侧表里相配。

2. 奇经八脉　奇经八脉是督脉、任脉、冲脉、带脉、阴维脉、阳维脉、阳跷脉、阴跷脉的总称。这八条经脉的分布，不同于十二经脉，而各自别道奇行，不受十二正经的约束，故称为"奇经"。

奇经交错地循行分布于十二经之间，沟通十二经脉之间的联系，起到统摄有关经脉气血、协调阴阳的作用；另外，奇经八脉对十二经气血还具有蓄积和渗灌的调节作用，当十二经及脏腑气血旺盛时，奇经八脉能加以蓄积，当人体功能活动需要时，它又可予以渗灌。

3. 十五络　十五络是十四条经脉每一条别出一络，加上脾之大络，总称十五别络，分别以十五络所发出的腧穴命名。从络脉中分出的细小支脉，称为孙络；络脉浮现于体表的，称为浮络；络脉在皮肤上暴露出的细小血管为血络。其有以下分布特点：凡是从属表的阳经分出的，则走向相合的里经；从属里的阴经分出的，则走向相合的表经。任脉的络脉联系各条阴经，督脉的络脉联系各条阳经，脾之大络，其分支细脉，网罗全身，是十五络脉的统属。

4. 十二经别　十二经别的分布，都是从十二经脉中在四肢肘膝以上部位分出，以后延展散布，进入体腔内部同各经所属络的脏腑相联系，然后再浅出体表。其循行特点是，先由浅入深,再由深出浅。经别的分布有离合现象,即自十二经脉中别出的现象称为离,最后再并入本经经脉的现象称为合。十二经别依表里分成六组,称为六合,六合进一步加强了脏腑之间的联系,使十二经脉对人体各部分的联系更趋周密,扩大了经穴的主统范围。

5. **十二经筋** 十二经筋是十二经脉之气不入内脏结聚于筋肉关节的体系,是十二经脉的外周连属部分。经筋分布于四肢末端、腕、踝、肘、膝,以及躯干和头项等很多部位,一般不入内脏,并有结聚特点,其结聚一般多结聚于四肢关节和骨骼的附近。经筋的主要作用是约束骨骼,利于关节屈伸活动,以保持人体正常的运动功能。

6. **十二皮部** 十二皮部是十二经脉功能活动反映于体表的部位,也是络脉之气散布的所在。其分布区域,是以十二经脉在体表的分布范围为依据的。它居于人体最外层,是机体的卫外屏障。

(三)十二经脉循行流注规律

十二经脉不仅各自有其一定的循行通路,而且经与络之间也有着密切的关系。其联系的主要途径有以下四条。

1. **阴经与阳经交接** 阴经与阳经在四肢部衔接,如手太阴经自腕后与手阳明经交接,手少阴经在小指与手太阳经交接,手厥阴经在掌中与手少阳经交接,足阳明经从跗上与足太阴经交接,足太阳经从足小趾斜趋足心与足少阴经交接,足少阳经从跗上与足厥阴经交接。

2. **阳经与阳经交接** 同名的手足阳经在头面相接,如手足阳明经都通于鼻旁,手足太阳经均通于目内眦,手足少阳经皆通于目外眦。

3. 阴经与阴经交接 如足太阴经与手少阴经交接于心中,足少阴经与手厥阴经交接于胸中,足厥阴经与手太阴经交接于肺中。

4. 十二经脉依次交接 十二经脉通过手足阴阳表里经的连接而逐经相传,构成一个周而复始、衔接如环的传注系统。气血通过经脉,内至脏腑器官,外达肌表,营养全身。其交接可见经络与脏腑的联系。

(四)经络与脏腑的关系

经络源于脏腑,故十二经脉和十二脏腑都有直接的联系。除直接联系外,还有彼此联络、上下贯注、离合出入等形式,从而在五脏之间、六腑之间,以及脏腑之间都建立了密切的关系。以五脏来说,如足太阴脾经的支脉注心中,足厥阴的经别贯心等。以六腑之间的联系来说,胃与小肠之间,除了器质方面有直接联系外,其中亦有经脉的联系,如手太阳小肠之经脉,贯穿下膈,抵胃而属小肠。以脏腑之间的联系来说,则其联系更具有规律性,脏脉络腑,腑脉络脏,一阴一阳,形成了脏腑相合。

至于眼、耳、口、鼻、舌、前后二阴九窍和五脏之间,都是有经络联系的;筋、骨、血脉等和内脏也存在着密切的关系。这些关系的建立,都离不开经络的连缀。由于经络沟通了内外,从而使外在的组织和内在的脏腑发生相应的作用。

经络在生理方面,有运行气血、濡养身体的作用。人体靠后天水谷精微生化气血,气血在经络中循行不息,运行内外,以营养脏腑筋骨、四肢百骸、皮毛肌肉、五官九窍等。气的温煦和血的濡养作用虽与各脏腑的功能活动密切相关,但主要需依靠经络维持正常的功能活动才能达到濡养全身的目的。正如《灵枢·本脏篇》中所说:"经脉者,所以行血气而营阴阳,濡筋骨,利关节者也。"

(五)经络与病理

经络在病理方面,与疾病的发生与转变有着密切的关系,它主要表现为传导作用。当外邪侵犯人体时,如果经气卫外功能失常,病邪即可沿着经络通路内传脏腑。例如,风寒之邪侵犯肌表时出现恶寒、体痛、流涕等症状,若内传至脏腑,便会出现咳嗽、咳痰、胸闷、气短等症状。但这种传变是相对的,是否传变,要看病邪的轻重及人体正气的盛衰,并和治疗是否及时得当等因素也有关。

风寒之邪侵入经络,或气、血、痰、湿淤阻经络,均可产生抽搐、肿痛之症。如果经络久痹不通,气血失运,筋骨及肌肉无以为养,则可出现麻木不仁,甚至偏枯、痿废等症。

在诊断方面,由于经络有其一定的分布部位,根据病变的反应部位,即可知其病在何经;又因每条经络都与相应的脏腑相联系,故根据经络循行路线上某一部位的特殊感觉,即可测知某一脏腑的病变。在经络循行的路线上或经气聚结的某些穴位上,出现压痛或异常现象,如条索状物、结节等,都可以帮助诊断。如阑尾炎常在上巨虚穴有压痛,肝病常在肝俞穴有结节或其他阳性反应物。又如头痛一症,前额痛与阳明经有关,两侧痛与少阳经有关,后枕痛与太阳经有关,巅顶痛与厥阴经有关等。现在在临床上,还有用经络测定仪测定一些特定腧穴皮肤的电阻变化,以发现病变经络和病变脏腑的方法。

经络有一定的循行路线和脏腑络属,能反映所属各脏腑的病症,所以在临床上可以根据患者所表现的症状,结合经络循行的路线及所联系的脏腑,作为辨证归经的依据。例如,胁肋与少腹是肝经所过,故两胁疼痛或少腹痛,多与肝经有关。另外,某些疾病常反映在经络循行通路上,或经气聚集的某些穴位上。因此,这些部位常有明显的压痛、结节等异常反应,或可出现皮肤形态变化、皮肤温度及电阻改变等,这些现象都有助于疾病的诊断。临床上采用循经诊察、按压诊察及经络电阻测定等方法来检查有关经络、腧穴的变化,对诊断疾病有一定的参考意义。

(六)经络的治疗

经络为全身气血循行的通路,与脏腑各部相连,对人体生理功能和病理过程起着重要的作用。因此,在治疗方面也必然有其重要意义。针灸即是通过经络而发挥治疗作用的。

1. 有具体证候 经脉和十二脏腑各有其具体的证候,因而在诊断为某脏、某腑或某经脉的病变以后,即应在该经脉上选穴,这就是按经取穴的理论依据。

2. 有一定线路 经络循行各有一定的线路,因而当本经有病时,在该经循行的某些部位上反映出来的症状,就作为按经局部取穴时的理论依据。

3. 能贯通上下 十二经脉贯通上下,因而在治疗上就作为"病在上取之下,病在下取之上"的理论根据。例如,足少阳胆经病发生的头痛,病虽在上,但该经的足窍阴穴却在下,故可取此穴治疗。

4. **有阴阳表里** 十二经脉、十二脏腑都有阴阳表里关系,就可作为异经取穴的理论依据。例如,手太阴肺经与手阳明大肠经互为表里关系,故手太阴肺经病可取手阳明大肠经的穴位,或手阳明大肠经病取手太阴肺经的穴位治疗。

5. **三阴三阳循行有别** 经络循行是"手之三阴从胸走手,手之三阳从手走头,足之三阳从头走足,足之三阴从足走腹(胸)"的,因而可以采取迎补泻法来进行治疗。

6. **各有所会** 奇经八脉各有所会,所以临床上可按八脉交会取穴治疗。

7. **有交叉关系** 经络有交叉的关系,因而病在左治其右,病在右治其左。例如,足阳明胃经的左右两脉在承浆穴交叉,所以当左侧口眼歪斜时,可取本经的右地仓、颊车等穴。手阳明大肠经左右两脉在人中交叉,所以当右侧牙痛时可取本经左侧合谷等穴。又如足太阴脾经、足少阴肾经、足厥阴肝经三经同交于三阴交穴,所以该穴可治三阴经病。

四、拔罐疗法常用穴位

因为拔罐疗法主要是以吸拔腧穴来治疗疾病,所以熟悉和掌握穴位的部位、主治是非常必要的。对于常用穴的名称、定位、主治详见表1。

表1　常用穴位定位与主治

部位	穴名	定　位	主　治	经络
头面颈项部	阳白	眉上1寸,直对瞳孔	头痛,目痛,眩晕,面瘫	胆经
	风池	后发际正中直上1寸,旁开1.5寸,约当胸锁乳突肌与斜方肌上端之间的凹陷中	头痛,眩晕,颈项强痛,目赤痛,鼻炎,鼻衄,感冒,中风,面瘫,高血压,癫痫(痫痫),荨麻疹	胆经
	四白	目正视,瞳孔直下,当眶下孔凹陷中	目赤痛痒,口眼歪斜,眼睑瞤动,头痛,眩晕	胃经
	地仓	约口角旁0.4寸处	口角歪斜,唇缓不收,流涎,齿痛颊肿,眼睑润动	胃经
	下关	颧弓与下颌切迹之间的凹陷中,合口有孔,张口即闭	耳聋,耳鸣,中耳炎,齿痛,口噤,口眼歪斜	胃经

（续　表）

部位	穴名	定　位	主　治	经络
头面颈项部	颊车	下颌角前下1.3寸,当咬肌附着部的前缘	牙关紧闭,口眼歪斜,颊肿,齿痛,失音,颈项强痛	胃经
	额中	头额部正中线,眉间直上1寸处	目赤红肿,面神经痛,头痛,眩晕,呕吐	奇穴
	印堂	两眉之间	头痛头重,鼻出血,鼻炎,小儿惊风,产妇血晕,腰痛	奇穴
	太阳	眉梢与外眼角之间向后约1寸处凹陷中	头痛,目疾,面瘫	奇穴
	牵正	耳垂前0.5～1寸处	面瘫,口腔溃疡,下牙痛	奇穴
	新设	第4颈椎横突尖端,斜方肌外缘	枕神经痛,项肌痉挛及扭伤,项部及肩胛部疼痛,喘息,咳嗽,淋巴结肿大	奇穴
胸腹胁部	中府	前正中线旁开6寸,平第1肋间隙处	咳嗽,气喘,胸痛,肩背痛,咽喉痛	肺经
	库房	第1肋间隙,前正中线旁开4寸	胸胁胀痛,咳嗽气逆,咳唾脓血	胃经
	膺窗	第3肋间隙,前正中线旁开4寸	咳嗽,气喘,胸胁胀痛,乳痈	胃经
	乳根	第5肋间隙,乳头直下	胸痛,咳嗽,气喘,呃逆,乳痈,乳汁少	胃经
	胸乡	第3肋间隙,前正中线旁开6寸	胸胁胀痛,胸背痛,卧难转侧	脾经

（续　表）

部位	穴名	定　位	主　治	经络
胸腹胁部	天突	胸骨上窝正中	哮喘,咳嗽,喉痹,咽干,噎膈,暴喑,瘿瘤	任脉
	华盖	前正中线、胸骨角中点	气喘,咳嗽,胸胁满痛	任脉
	膻中	前正中线,平第4肋间隙处	气喘,噎膈,胸痛,乳汁少	任脉
	上脘	脐上5寸	胃痛,腹胀,反胃,呕吐,痫症	任脉
	中脘	脐上4寸	胃痛,腹胀,肠鸣,呕吐,泄泻,痢疾,黄疸,脾胃虚弱	任脉
	下脘	脐上2寸	腹痛肠鸣,饮食不化,呕吐,反胃,脾胃虚弱	任脉
	神阙	脐的中间	腹痛肠鸣,水肿臌胀,泄痢脱肛,中风脱证,荨麻疹	任脉
	气海	脐下1.5寸	小腹痛,遗尿,遗精,疝气,泄痢,月经不调,崩漏,阴挺,产后恶露不止,不孕,中风脱证	任脉
	关元	脐下3寸	遗精,遗尿,小便频数,疝气,月经不调,带下,不孕,产后恶露不止,虚劳羸瘦	任脉
	中极	脐下4寸	遗尿,遗精,阳痿,疝气,尿闭,崩漏,月经不调,带下,阴挺,不孕,产后恶露不止	任脉

(续　表)

部位	穴名	定　位	主　治	经络
胸腹胁部	曲骨	耻骨联合上缘的中点处	小便淋漓、不通,遗尿,遗精,阳痿,赤白带下,月经不调	任脉
	期门	乳头直下,第6肋间隙	胸满腹胀,呕逆吐酸,胁下积聚	肝经
	梁门	脐上4寸,旁开2寸	胃痛,呕吐,食欲减退,腹胀,泄泻	胃经
	天枢	脐旁2寸	腹胀肠鸣,绕脐痛,便秘,泄泻,痢疾,月经不调,癥瘕	胃经
	水道	脐下3寸,旁开2寸	小腹胀满,小便不通,痛经,不孕	胃经
	归来	脐下4寸,旁开2寸	腹痛,疝气,月经不调,白带,子宫下垂,阴冷肿痛	胃经
肩背腰骶部	厥阴俞	第4胸椎棘突下,旁开1.5寸	咳嗽,心痛,胸闷,呕吐	膀胱经
	膏肓俞	厥阴俞旁开1.5寸	肺痨,咳嗽,气喘,吐血,盗汗,健忘,遗精,脾胃虚弱	膀胱经
	心俞	第5胸椎棘突下,旁开1.5寸	心痛,惊悸,健忘,心烦,咳嗽,吐血,梦遗,盗汗,癫痫	膀胱经
	督俞	第6胸椎棘突下,旁开1.5寸	寒热心痛,腹痛肠鸣,胸膈气逆	膀胱经

（续　表）

部位	穴名	定　位	主　治	经络
肩背腰骶部	膈俞	第7胸椎棘突下，旁开1.5寸	呕吐，噎膈，饮食不下，气喘，咳嗽吐血，潮热，盗汗	膀胱经
	肝俞	第9胸椎棘突下，旁开1.5寸	黄疸，胁痛，吐血，鼻衄，目赤，目眩，夜盲，癫痫，癫狂，脊背痛	膀胱经
	胆俞	第10胸椎棘突下，旁开1.5寸	黄疸，口苦，胸胁痛，肺痨（肺结核），潮热	膀胱经
	阳纲	胆俞旁开1.5寸	肠鸣，腹痛，泄泻，黄疸，消渴	膀胱经
	脾俞	第11胸椎棘突下，旁开1.5寸	腹胀，黄疸，呕吐，泄泻，痢疾，便血，水肿，脾胃虚弱，背痛	膀胱经
	胃俞	第12胸椎棘突下，旁开1.5寸	胸胁痛，胃脘痛，腹胀，肠鸣，反胃，呕吐，脾胃虚弱	膀胱经
	三焦俞	第1腰椎棘突下，旁开1.5寸	肠鸣腹胀，水谷不化，呕吐，泄泻，痢疾，水肿，腰背强痛	膀胱经
	肾俞	第2腰椎棘突下，旁开1.5寸	遗精，阳痿，遗尿，月经不调，白带，肾虚腰痛，目昏，耳鸣、耳聋，水肿	膀胱经
	志室	肾俞旁开1.5寸	遗精，阳痿，小便不利，水肿，腰脊强痛	膀胱经

(续 表)

部位	穴名	定 位	主 治	经络
肩背腰骶部	气海俞	第3腰椎棘突下,旁开1.5寸	腰痛,痛经,痔疮	膀胱经
	大肠俞	第4腰椎棘突下,旁开1.5寸	腰痛,腹胀,泄泻,小便难,遗尿,消渴	膀胱经
	小肠俞	第1骶椎棘突下,旁开1.5寸	小腹胀痛,痢疾,遗精,尿血,遗尿,白带	膀胱经
	膀胱俞	第2骶椎棘突下,旁开1.5寸	小便不通,遗尿,泄泻,便秘,腰脊强痛	膀胱经
	白环俞	第4骶椎棘突下,旁开1.5寸	遗尿,疝痛,白带,月经不调,腰骶冷痛	膀胱经
	次髎	第2骶后孔中	腰痛,疝气,月经不调,赤白带下,痛经,下肢痿痹	膀胱经
	秩边	第4骶椎棘突下,旁开3寸	腰骶痛,下肢痿痹,小便不利,阴肿,痔疮,大便难	膀胱经
	定喘	大椎穴旁开0.5寸	哮喘,咳嗽,	奇穴
	十七椎	第5腰椎棘突下	腰痛,腿痛,下肢瘫痪,妇科病	奇穴
	腰眼	第4腰椎棘突下,旁开3~4寸凹陷处	腰痛,肾下垂,妇科病	奇穴
	肩井	大椎与肩峰连线的中点	颈项强,肩背痛,臂不举,瘰疬,难产,乳汁不下,乳痈	胆经
	天宗	肩胛骨冈下窝的中央	肩重,肘臂痛,肩胛痛,颊颌肿痛,乳房疾患	小肠经

（续　表）

部位	穴名	定　位	主　治	经络
肩背腰骶部	肩外俞	第1胸椎棘突下,旁开3寸	肩背酸痛,颈项强急,肘臂冷痛	小肠经
	肩中俞	大椎穴旁开2寸	咳嗽气喘,吐血,寒热,目视不明,肩背疼痛	小肠经
	大椎	第7颈椎棘突下	外感,发热,头项强痛,疟疾,热病,癫痫,骨蒸盗汗,咳嗽,气喘	督脉
	身柱	第3胸椎棘突下	感冒,发热,咳嗽,气喘,癫痫,腰背强痛	督脉
	神道	第5胸椎棘突下	健忘,惊悸,脊背强痛,咳嗽	督脉
	至阳	第7胸椎棘突下	黄疸,喘咳,四肢重痛,脊强,心绞痛,胃痛	督脉
	腰俞	当骶管裂孔处	月经不调,腰脊强痛,痔疮,下肢痿痹	督脉
	大杼	第1胸椎棘突下,旁开1.5寸	头痛,项背痛,咳嗽,发热,抽搐,脊强	膀胱经
	风门	第2胸椎棘突下,旁开1.5寸	伤风咳嗽,发热头痛,项强,腰背痛	膀胱经
	肺俞	第3胸椎棘突下,旁开1.5寸	咳嗽,气喘,吐血,骨蒸潮热,盗汗	
	华佗夹脊穴	第1胸椎至第5腰椎,各椎棘突下,旁开0.5寸	第1胸椎至第3胸椎,主治上肢疾患;第1胸椎至第8胸椎,主治胸部疾病;第6胸椎至第5腰椎,主治腹部疾病;第1腰椎至第5腰椎,主治下肢疾患	奇穴

（续　表）

部位	穴名	定　位	主　治	经络
上肢部	鱼际	第1掌骨中点,赤白肉际	咳嗽,咳血,咽喉肿痛,失音,发热	肺经
	合谷	手背第1与第2掌骨之间,约平第2掌骨中点	头痛,目赤肿痛,鼻炎,鼻出血,齿痛,耳聋,面肿,咽喉肿痛,牙关紧闭,口眼歪斜,热病,无汗,多汗,腹痛,便秘,经闭,滞产,腮腺炎	大肠经
	手三里	曲池下2寸	齿痛,上肢不遂,腰背痛,腹痛,腹泻	大肠经
	曲池	屈肘,当肘横纹外端与肱骨外侧髁连线之中点	咽喉肿痛,齿痛,目赤痛,瘰疬,隐疹,上肢不遂,腹痛吐泻,热病,癫狂	大肠经
	肩髃	三角肌上部,上臂外展平举时肩前呈现凹陷处	肩臂挛痛不遂,齿痛,风热隐疹,瘰疬	大肠经
	肩贞	腋后皱襞上1寸	肩痛,手臂不举,耳鸣,齿痛,瘰疬,寒热	小肠经
	曲泽	肘横纹中,肱二头肌尺侧缘	心痛,心悸,烦热,口干,胃痛,呕吐,肘臂酸痛	心包经
	郄门	腕横纹上5寸,掌长肌腱与桡侧腕屈肌腱之间	心痛,心悸,鼻衄,呕血,咳血,疔疮,癫痫	心包经

（续　表）

部位	穴名	定　位	主　治	经络
上肢部	内关	腕横纹上 2 寸,掌长肌腱与桡侧腕屈肌腱之间	心痛,心悸,胃痛,呕吐,癫狂,痫症,热病,肘臂挛痛	心包经
	外关	腕背横纹上 2 寸,桡骨与尺骨之间	热病,头痛,耳聋,耳鸣,目赤肿痛,瘰疬,胁肋痛,肘臂屈伸不利,手指疼痛	三焦经
	天井	屈肘,尺骨鹰嘴上 1 寸凹陷中	偏头痛,耳聋,颈项肩臂痛,瘰疬,癫痫	三焦经
	肩髎	肩峰外下方,肩髃穴寸许凹陷中	肩重不举,臂痛	三焦经
臀腿足部	环跳	股骨大转子与骶管裂孔连线的外 1/3 与内 2/3 交界处	风湿痹痛,下肢瘫痪,腰胯痛,膝胫痛	胆经
	居髎	髂前上棘与股骨大转子连线的中点	腰腿痹痛,瘫痪足痿,疝气	胆经
	风市	大腿外侧中间,腘横纹水平线上 7 寸	腰腿酸痛,下肢痿痹,脚气	胆经
	阳陵泉	腓骨小头前下方凹陷中	下肢痿痹,脚气,口苦,呕吐,胁痛	胆经
	承扶	臀沟中央	腰脊臀痛,大便难,痔疮	膀胱经
	殷门	承扶穴下 6 寸	腰痛不可俯仰,股后肿痛	膀胱经

常见病拔罐疗法

（续　表）

部位	穴名	定　位	主　治	经络
臀腿足部	委中	腘窝横纹中央	腰痛，髋关节活动不利，腘筋挛急，下肢痿痹，腹痛，吐泻，丹毒	膀胱经
	承山	腓肠肌两肌腹之间凹陷的顶端	腰痛，腿痛转筋，痔疮，便秘，脚气	膀胱经
	髀关	髂前上棘与髌骨外缘的连线上，平臀沟处	腰痛，膝痛，痿痹，腹痛	胃经
	伏兔	髂前上棘与髌骨外缘的连线上，髌骨上6寸	腰痛，膝冷，疝气，脚气	胃经
	阴市	髌骨外上缘上3寸	膝冷，腹胀，疝气，水肿	胃经
	梁丘	髌骨外上缘上2寸	膝胫痹痛，胃痛，乳痈	胃经
	犊鼻	髌骨下缘，髌韧带外侧凹陷中	膝肿痛，脚气	胃经
	足三里	犊鼻穴下3寸，胫骨前嵴外1横指处	胃痛，腹胀，呕吐，噎膈，泄泻，痢疾，便秘，乳痈，肠痈，腰腿痛，水肿，癫狂，虚劳羸瘦	胃经
	上巨虚	足三里穴下3寸	肠鸣，腹痛，泄泻，便秘，肠痈，中风瘫痪，脚气	胃经
	丰隆	外踝上8寸，条口穴外1寸	头痛，痰嗽，水肿，便秘，狂痫，下肢痿痹	胃经

（续　表）

部位	穴名	定　位	主　治	经络
臀腿足部	三阴交	内踝上3寸,胫骨内侧面后缘	肠鸣腹胀,泄泻,月经不调,带下,子宫脱垂,不孕,滞产,遗精,阳痿,遗尿,疝气,足痿,脚气,不寐	脾经
	阴陵泉	胫骨内侧髁下缘凹陷中	腹胀,水肿,黄疸,小便不通,小便失禁,膝痛	脾经
	涌泉	足底中,足趾跖屈时呈凹陷处	头痛目眩,头昏,咽痛,失音,大便难,小便不利,小儿惊风,足心热痛,癫痫	肾经
	太冲	足背第1跖骨底至第2跖骨底之间凹陷中	遗尿,疝气,崩漏,惊痫,头痛,目昏,口歪,胁痛	肝经
	鹤顶	髌骨上缘正中凹陷处	膝痛,足胫无力,瘫痪	奇穴

五、拔罐疗法罐具的种类

古代医者采用拔罐法治疗疾病,多选用动物的犄角作罐具。后来人们在长期的实践中又不断发明创造了多种罐具,丰富了本疗法的用具。罐具的种类很多,目前临床上常用的有以下几种。

(一)竹罐

竹罐的制备,是选用竹身正圆、坚固无损的竹子,截成长6～9厘米的竹管,一端留节为底,另一端作罐口,口径可选用3厘米、4.5厘米、6厘米等几种,以适合不同部位使用。用刀刮去外皮及内膜,制成如腰鼓的圆筒,用砂纸磨光,罐口必须平整光滑(图1)。竹罐的特点是轻巧灵便,价格低廉,不易摔碎,但易爆裂、漏气,现常用于煮罐。

(二)玻璃罐

玻璃罐是由玻璃加工制成的,形如球状,罐口平滑,分大、中、小三种型号(见图1)。在家庭中亦可用广口瓶(罐头瓶、药瓶)代替。玻璃罐的特点是光滑透明,可观察罐内皮肤充血、淤血的程度,还可用于"走罐法",但易摔碎。

(三)陶土罐

陶土罐是用陶土烧制而成,两端较小,中间略大,形如腰鼓(图1)。特点是吸拔力大,但较重、易碎。

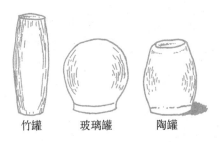

竹罐　　　玻璃罐　　　陶罐

图1　竹罐、玻璃罐、陶土罐

(四)抽气罐

1. 真空抽气罐　真空抽气罐亦称多功能罐,是近年来研制的一种罐具,广泛使用于家庭保健。由树脂或透明工程塑料制成抽气枪,用有机玻璃等制成安瓿瓶状或负压罐状,罐底有阀门,瓶口光滑,罐体透明,无需用火,使用方便(图2)。但无温热感,不能行走罐。

2. 橡皮排气球抽气罐　又称挤压罐,用橡皮排气球连接罐具而成。分成简装式(排气球与罐具均为橡制成一体,不可拆开)、精装式(罐具与排气球可以拆开,可根据需要临时选用适当的罐具)、组合式(排气球只在排气时连接罐具,罐具拔住之后,可以随时取下排气球,并可装在其他罐具上继续应用)。

3. 电动抽气罐　即将罐具连接于电动吸引器。如"经穴电动拔罐治疗仪"等。抽气罐的优点是可以避免烫伤,操作方法容易掌握,负压的大小可以调整等。且可连接测压仪器,以随时观察负压情况。

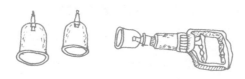

图2　真空抽气罐

(五)橡胶罐

橡胶罐是用优质的橡胶材料制成,形状可根据临床需要任意设计,口径可大可小,小到可用于耳穴,大到可覆盖人体大部分。橡胶罐采用挤压抽气排气法。优点:消毒方便,不易破损,携带方便,适用于耳、鼻、眼、头、腕、踝部和凹凸不平部位的拔罐;缺点:造价高,不透明,无法观察吸拔部位皮肤的变化。

(六)其他

在临床应用中还有铜罐、铁罐等,但由于传热快,易烫伤皮肤,目前很少使用。在民间还可看到一些医生和群众以代用品进行拔罐治疗,如罐头瓶、茶杯、酒杯、广口瓶、小碗、药瓶等。由于这些代用器具取材容易,操作简便而常被使用。

六、拔罐方法的分类

拔罐疗法的种类很多,经整理和归纳,现根据操作方法、拔罐形式分为以下三大类。

(一)按排气方法分类

1. **火罐** 利用火力燃烧排去空气。
2. **水罐** 利用水蒸气的热力排去空气。
3. **抽气罐** 用抽气枪抽出空气。
4. **挤压罐** 用手挤压橡胶皮球排出空气。

(二)按拔罐形式分类

1. **单罐** 单罐独用。用于病变范围较小的部位或压痛点。可按病变压痛的范围大小,选用适当口径的罐具,如胃脘痛在中脘穴拔罐,感冒前额痛在印堂穴拔罐,发热在大椎穴拔罐。

2. **多罐** 多罐并用,用于病变范围广泛或敏感反应点多的病症。可根据经络与解剖特点,选择 2~3 个或数十个罐。治疗某些内脏器官淤血时,可按脏器解剖部位在相应的体表纵横排列拔罐。多罐法又分排罐法、密排法、疏排法、散罐法。

（1）排罐法：沿某一条经络或某一肌束的解剖位置上顺序排列拔罐。如坐骨神经痛沿环跳、承扶、殷门、委中、承山等穴置罐；强直性脊柱炎沿风门、心俞、膈俞、胃俞、大肠俞等穴置罐。该法多用于慢性陈旧性病变、内脏气血瘀阻、神经肌肉疼痛等病症。

（2）密排法：数量多而紧密，间隔1～2厘米，否则罐间相互牵拉而致局部疼痛。该法多用于身强体壮，症状明显，反应剧烈，范围广泛的患者。

（3）疏排法：数量少而稀疏，间隔5～7厘米。该法多用于年老体弱，大病重病之后，儿童，反应不剧烈，症状模糊，耐受能力差的患者。

（4）散罐法：又称"星罐法"，适用于一人多种疾病或一病多种表现，反应不明显而零散选穴拔罐的病症。如肩周炎选肩井、肩髃、肩贞、天宗、肩前、曲池等穴。

3. 闪罐　是指以闪火排气法使罐吸拔在应拔部位后，又立即向上提拉罐具使其脱开，反复连续吸拔多次，通过一张一弛反复刺激，可使体表血液重复灌注—输布—再灌注的循环，而产生明显的兴奋作用，至皮肤潮红发热时为止。多用于表证、虚证，如外感风寒、肌肉痿软、皮肤麻木或功能减退的虚弱病症、中风后遗症，以及病变部位较广泛或游走不定者。

4. 留罐　是拔罐中最常用的一种罐法，又称坐罐法，是指罐具在穴位（病位）吸拔后留置一定时间。一般病症，拔上罐后须置留5～20分钟，罐大吸拔力强或肌肉瘦薄处，适当减少留罐时间，以局部皮肤潮红、充血或淤血为度。多用于脏腑病，久病，痼疾，病变部位局限、固定、病位较深者。本法

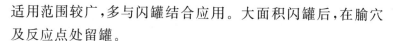

适用范围较广,多与闪罐结合应用。大面积闪罐后,在腧穴及反应点处留罐。

5. 走罐 是指罐具吸住皮肤表面后,再反复推拉移动罐具,又称为推罐法、拉罐法、行罐。一般常用于面积较大,肌肉较丰厚而平整部位,如腰背、大腿等部位。走罐法能通过刺激经络、脏腑气血运行,活血通络,增强免疫,抗病祛邪。常用于外感表证,皮痹麻木,高血压、胃肠功能紊乱,心悸失眠,寒湿久痢,坐骨神经痛,痛风及肌肉萎缩等。选用口径较大的玻璃罐具,拔罐前先在罐口及应推拔部位涂一些润滑剂,罐具吸住后,用手扶住罐底,用力在应拔部位上下或左右缓慢地来回推拉。至皮肤呈潮红、深红或起丹痧点为止。

6. 熨罐 又称滚罐法,是在闪罐法的基础上演化而来的。当反复闪罐使罐体变热时,立即将罐体反转,用温热的罐底按摩穴位或皮肤,达到温通经络气血,散寒镇痛、消除疲劳的作用。使用熨罐法要掌握好罐的温度,温度过高容易烫伤皮肤,过低则达不到熨罐的效果。熨罐可与闪罐配合应用,当闪罐法罐底发热时则可翻转罐体施用熨罐法,当熨罐法罐体变凉时即可翻转罐体采用闪罐法治疗。

(三)按综合治疗分类

1. 药罐 用药水煎煮竹罐后吸拔,或在罐内贮药液吸拔。可根据不同的病症配用不同的药液。

2. 针罐 在针刺后或针刺留针过程中吸拔。先在一定部位或腧穴针刺,通过手法产生针感,留针原处不动,再以该处为中心,加上拔罐,名为留针罐;通过针刺手法产生针感后,即时出针,再加拔罐,名为出针罐。有罐和针的共同作用,能增强疏通经脉气血,祛除邪气,调理阴阳的效应,多用于较深部的疾患。

3. **刺络(刺血)拔罐**　用三棱针、皮肤针等刺出血后加拔罐。治疗部位的皮肤消毒,然后用三棱针散刺相应部位,使之出血少许,再加拔罐,吸出淤血。刺络罐具有疏通气血、活血散瘀、通络镇痛的作用。多用于久病、皮肤病、扭伤、挫伤、风湿痹证、剧痛及中医辨证属瘀血症者。

4. **拔疱罐**　是在留罐的基础上,有意识地延长留罐时间,使皮肤出现水疱或血疱的拔罐方法。这种方法主要适用于一些慢性病变,对正气不足,免疫力低下的患者尤其适用。研究表明,拔疱能提高人体免疫功能,既可以达到治疗目的,又有强壮身体作用,如在哮喘、类风湿关节炎治疗中疗效显著。拔疱法所拔之疱局限在表皮,患者基本无痛苦,痊愈不留瘢痕,这与烫伤所致起疱有明显的不同。其操作方法与留罐相同,只是罐内负压强而持久,起罐后可用消毒的针具将疱刺破,放出疱内液体。一般在1周以内即可愈合。在拔罐时应事先向患者及其家属说明,征得同意方可使用,否则容易造成患者的误解。

5. **刮痧、挑痧罐法**　刮痧、挑痧罐法是分别与拔罐法结合的治疗方法,这种方法在拔罐中亦经常使用。这种方法能够清热、解毒、散瘀、醒神、镇痛,常用于中暑、郁痧、闷痧、感染性热病、风湿痹痛、痛经、神经痛等。刮痧罐法,在拔罐前在待拔部位涂抹活血药,用水牛角刮痧板刮拭体表,待皮肤呈紫红色出现痧斑后,再将罐吸拔在皮肤上;挑痧罐法,使用时,先在选定的部位或穴位进行刮痧或走罐,然后将罐留在应拔部位,待皮肤上出现紫红或紫黑斑后起罐,在皮肤紫红或紫黑明显处,用消毒针具挑刺,以皮肤渗血、渗液为度。

6. **水罐**　在火罐内贮入温热水后吸拔。多用于表证、热证。

七、拔罐常用的材料

拔罐前,除了根据病情选用所需的罐具外,还要准备一些燃料、棉球、针具、润滑剂等。

(一)燃料

1. 乙醇　火罐是以火热作为排气的手段,因此在治疗时,应选用热能高而又挥发快的乙醇作为首选燃料,其浓度为 75％～95％。在家庭拔罐如无酒精(乙醇)时,可选用高度数的白酒代用。乙醇作为燃料的特点是热能高、火力旺,能迅速排出罐内空气,负压大,吸拔力强,当盖罐后火便速灭,不易烫伤皮肤。

2. 油料　在民间拔罐,常以食用油作为燃料,但它挥发得慢,又易污染皮肤,现在很少使用。若使用应采取闪火法,以减少皮肤污染。

3. 纸片　纸片也是常用的燃料,在应用中应选择质地较薄者,不宜选用厚硬及带色的纸张。因厚硬、带色纸张的燃点低,热力不够,影响排气,还会出现结炭坠落而烫伤皮肤,故一般不宜选用。

(二)消毒用品

乙醇脱脂棉球,是常用的消毒清洁用品,拔罐前用以清洁皮肤、消毒罐具,拔罐时用以燃火排气。在拔罐过程中,有时可因失误而烫伤皮肤,故在治疗前还需准备一些纱布敷料、医用胶布、龙胆紫(甲紫)溶液、烫伤药膏之类,以做应急之用。

(三)针具

在拔罐治疗时,因常要选用不同的拔罐法,故需准备一些必要材料,如针罐、刺血罐,针具需要针灸毫针、三棱针、皮肤针(梅花针)等。

(四)润滑剂

润滑剂是在治疗前涂在施治部位和罐口的一种油剂,以加强皮肤与罐口的亲密接触,保持罐具吸力。一般常选用凡士林、石蜡油、植物油等作润滑剂。有时用走罐来提高治疗效果,还需选用具有药性的油剂,如红花油、松节油、按摩乳等,以增强活血功能。使用润滑剂不仅能提高治疗效果,还有保护皮肤,避免烫伤的作用。

八、拔罐术前的准备

拔罐前准备十分重要,其准备工作的好坏直接关系到疗效,如有疏忽,还易发生意外。拔罐前准备包括体位的选择、病变部位或穴位皮肤的清洁消毒、罐具的选用等。

(一)常用拔罐的体位

拔罐疗法应根据不同部位的疾病来选择不同的体位,原则上要求体位舒适并能持久,便于施治。每次拔罐治疗时间为10～30分钟,时间虽不长,但要求患者保持某种姿势,不能大范围活动,否则易发生漏气而掉罐。

1. 俯卧位 患者取俯卧位,暴露背部、下肢,有利于吸拔腰背、脊椎两侧及下肢后侧等部位(图3)。

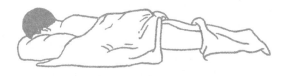

图3 俯卧位

2. 侧卧位 患者取侧卧位,有利于吸拔胸胁、髋和下肢外侧等部位(图4)。

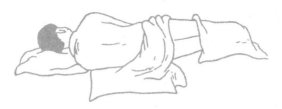

图 4　侧卧位

3. 仰卧位　仰卧在床上,暴露胸、腹部及上、下肢前内侧,有利于吸拔前胸、腹部、上肢、下肢前侧等部位(图 5)。

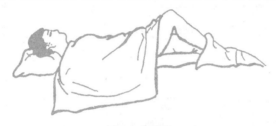

图 5　仰卧位

4. 俯伏位　俯伏于椅背上,暴露后颈及背部,有利于吸拔颈肩、腰背脊椎两侧及膝部等部位(图 6)。

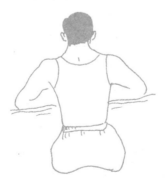

图 6　俯伏位

如果在治疗过程中患者要求变动体位,医生要扶稳罐子,并协助患者缓慢变动体位。但在施用留针罐术时,切不可变动体位,以免发生意外。

(二)清理吸拔部位

若吸拔部位皮下脂肪少、皮肤干燥,在拔罐前宜用干净温湿毛巾擦拭,以减少漏气和烫伤。若吸拔部位凹凸不平或有多头痈、溃疡等,宜采用面垫,用水将面粉调成长约10厘米,粗似粉笔样面棒一根,围成小于罐口的圆圈,或用面棒压成内缘小于罐口、外缘大于罐口的面垫圈,垫在应拔部位,拔罐时,罐口迅速地扣在面垫圈上。若患部因疮疡而干硬者,宜预先用消毒湿热毛巾浸软,可避免拔罐时疼痛,且吸拔得深入、彻底。如果因治疗需要,必须在有毛发的部位或毛发附近处拔罐时,应预先剃除毛发,然后在吸拔部位涂适量的凡士林或采用面垫;如果患者不愿剃除毛发或不能剃时,也可用热肥皂水将毛发、皮肤洗净后涂适量的凡士林或贴一块湿布片(或湿纸),以免损伤皮肤。

(三)罐具的选择和准备

根据拔罐部位的大小,应选择相应型号的罐具。对于较宽平、软组织较丰富的部位,如胸背部、腰部、臀部、大腿处,宜选用大罐;对于颈部、肩部、上臂、前臂和小腿处,宜选用中罐;对于软组织薄弱、骨骼凸起不平的部位,如关节、头面、前臂远端、手掌背,宜选用小罐。

若拟用闪火法,当多准备罐具,以便在罐口烧热时及时更换。在寒冷季节拔罐时，为避免患者有寒凉感觉，应预先将罐具在火上烘烤（只能烤罐的底部），当罐与皮肤温度相近时再拔罐。此外，还应准备好及时治疗皮肤损伤和晕罐等意外情况的药品和器械。

九、拔罐的注意事项

(一)严格掌握禁忌证

凡中度或重度心脏病、全身性水肿、血友病、紫癜病、咯血、白血病、高热、全身剧烈抽搐或痉挛、高度神经质、活动性肺结核、妇女月经期、皮肤失去弹性、极度衰弱、醉酒、过度疲劳、过饥、过饱、过渴、全身性皮肤病,或吸拔部位有静脉曲张、癌、皮肤病、皮肤破损,或有外伤骨折,或孕妇腰骶部和腹部等,均禁用或慎用拔罐疗法。

(二)操作稳、准、快

拔罐时,室内须保持温暖,避开风口,防止受凉。拔罐的基本要求是稳、准、快,吸拔力的大小与扣罐的时机和速度、罐具大小和深度、罐内温度等因素有关。在火力旺时扣罐、扣罐快,罐具深而大、罐内温度高,则吸拔力大;反之则小。可根据需要灵活掌握,吸拔力不足则重新拔,吸拔力过大可重新拔或按照起罐法稍微放进一些空气。

(三)选择正确的拔罐部位

拔罐部位以肌肉丰满,皮下脂肪组织丰富及毛发较少部位为宜。血管浅显处、心搏处、皮肤细嫩处、瘢痕处和鼻、眼、乳头、口唇、骨突出处，以及皮肤松弛而有较大皱纹处，均不宜拔罐。前一次拔罐部位的罐斑未消退之前，不宜再在原处拔罐。疮痈排脓不畅时，可适当扩创后再拔罐，以利于引流。

（四）及时处理患者的异常情况

拔罐期间注意询问患者的感觉，观察患者的局部和全身反应。患者感觉拔罐部位发热、发紧、发酸、凉气外溢、温暖舒适、思眠入睡，即为正常得气现象；若感觉紧、痛或灼热较明显，应及时取下罐具重拔；拔罐后无感觉，为吸拔力不足，应重拔。患者有晕罐征兆，如头晕、恶心、面色苍白、四肢厥冷、呼吸急促、脉细数等症状出现时，应及时取下罐具，使患者平卧，取头低足高位。轻者喝些温开水，静卧片刻即可恢复；重者（如血压下降过低、呼吸困难等），可用卧龙散或通关散少许吹入鼻中，取嚏数次后，一般可恢复，也可针百会、人中、少商、合谷等穴，或重灸关元、气海、百会等穴。

（五）根据病情调整拔罐方式

拔罐时，嘱患者不要移动体位，以免罐具脱落，拔罐数目多时，罐具间的距离不宜太近，以免罐具牵拉皮肤产生疼痛或因罐具互相挤压而脱落。

对初次拔罐治疗及体弱、紧张、年老等易发生意外反应的患者，宜采取卧位，并选用小罐具，且拔罐数目要少。

十、拔罐的操作方法

(一)火罐法

火罐法是一种很常用的拔罐法,系利用点火燃烧的方法排出罐内空气,形成负压,以吸附于体表。具体操作方法如下。

1. 排气方法 火罐排气,是用点火的方式排出罐内部分空气,常用的方法有以下 6 种。

(1)投火法:本法多用于侧面横拔位。操作时用镊子夹住酒精棉球,点燃后投入罐内,迅速将罐扣在应拔部位;或用软质纸稍折叠,也可卷成纸卷(较罐的深度长 3 厘米左右),点燃后在烧去 3 厘米左右时投入罐中,不等纸片烧完,迅速将罐扣在应拔部位(图 7)。

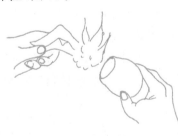

图 7 投火法

(2)贴棉法:本法适用于侧面横拔位。操作时首先用0.5～1平方厘米的脱脂棉片,四周拉薄后略吸酒精,贴于罐内上中段,点燃后迅速扣在应拔部位(图8)。注意棉片不宜太厚,吸取酒精不宜太多,否则易造成贴棉脱落以及酒精流溢烫伤患者。

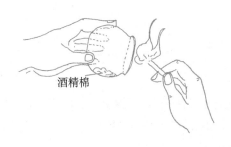

酒精棉

图 8 贴棉法

(3)滴酒法:本法适用于各种体位。操作时在罐内底部滴入酒精数滴,保持罐口朝上,然后将罐横放,旋转1～3周,使酒精均匀地附于罐内壁上(勿使酒精沾到罐口,以免灼伤皮肤),点燃后手持罐底迅速扣在应拔部位。注意酒精不宜滴得过多,以免火焰随酒精流溢,灼伤患者。

(4)闪火法:本法适用于各种体位,特别适用于闪罐法、走罐法。操作时用镊子夹住酒精棉,或用一根长约10厘米的粗铁丝,将一端用脱脂棉和纱布包裹成一小鼓槌状,吸取酒精,点燃后伸入罐内旋转片刻,迅速抽出棉球,将罐扣在应拔部位(图9)。需较大吸拔力时,可将燃烧的酒精棉球在罐内上中段壁上旋转涂擦,使酒精在罐壁燃烧,然后迅速抽出棉球并将罐扣在应拔部位。棉球不宜吸取酒精太多,否则易流溢烧伤皮肤。

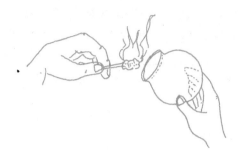

图 9　闪火法

（5）架火法：本法适用于俯卧、仰卧的大面积部位及四肢肌肉丰厚的平坦部位。它的特点是不受燃烧时间的限制。操作时可选用以下两种方法。

①用易燃的软布或软纸包住一枚铜钱或类似物品,将布或纸的四周折转向上约 3 厘米,便制成毽子形的点火架。然后置于吸拔部位,点燃布或纸角。也可以将酒精棉球放在点火架顶端点燃。最后迅速将罐扣在应拔部位(图 10)。

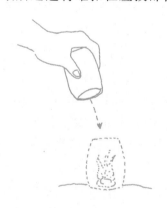

图 10　架火法

②用不易燃、不传热、直径 2～3 厘米的物品,如胶木瓶盖、汽水瓶盖、木片、橘皮等,置于吸拔部位中心,再放一酒精棉球于其上,点燃后立即将罐扣上。

(6)弹簧架法:用 1 根直径 0.5～1 毫米的钢丝绕成弹簧状,放入火罐内,近罐底的一端扭成钩状,钩端部卷上一个棉球,悬挂在罐的中央(图 11)。拔罐时,在棉球上滴几滴酒精,点燃后将罐扣在应拔部位即可吸住。此架可反复使用。

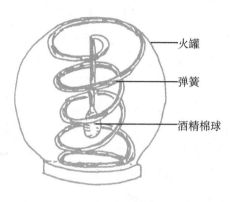

火罐

弹簧

酒精棉球

图 11 弹簧架法

2. 拔罐方式

(1)留罐:又称坐罐,指罐吸拔在应拔部位后留置 5～20 分钟的拔罐方法。拔多个罐时,依罐具距离的不同分为密排法(罐距小于 3.5 厘米)、疏排法(罐距大于 7 厘米)。在背部拔多个罐时,宜按照由上(头部)往下拔的顺序,先拔上面,后拔下面,同时罐具型号也应当上面用小的,下面用大的。

(2)闪罐:指罐吸拔在应拔部位后随即取下,反复操作至皮肤潮红时为止。若连续吸拔 20 次左右,又称连续闪罐法。此法兴奋作用较为明显,适用于肌肉痿弱、皮肤麻木或功能减退的虚弱病症、中风后遗症等。

(3)走罐:又称拉罐、推罐、行罐、移罐等。本法将在后面详述。

(二)走罐法

走罐法是指在罐具被吸住后,再反复推拉移动罐具,以扩大施治面积的拔罐方法,又称为推罐法、拉罐法、行罐法。所使用罐具的罐口必须十分光滑,以免拉伤皮肤,故以玻璃罐最好。走罐法常与水罐、针罐、药罐等拔罐法配合应用。

1. 排气方法 走罐法可选用闪火法、投火法等火力排气法进行排气,其中以闪火法较为常用。但火力要小,吸拔力的大小则以推拉顺手、患者疼痛轻微为宜。

2. 拔罐方式 拔罐前,先在罐口及应推拔部位涂一些润滑剂,如水、香皂水、酒类、油类、乳剂等。罐具吸住后,用手扶住罐底,用力在应拔部位上下或左右缓慢地来回推拉。推拉时,将罐具前进方向的半边略提起,以另半边着力(图12)。一般腰背部宜沿身体长轴方向上下推拉。胸胁部宜沿肋骨走向左右推拉,肩部、腹部宜用罐具在应拔部位旋转移动(故又称旋罐法),四肢部宜沿长轴方向上下推拉。需加大刺激时,可以在推拉旋转的过程中对罐具进行提、按,也可稍推拉或旋转即用力将罐取下重拔,反复多次(取罐时常有

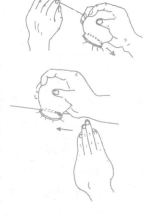

图12 走罐法

响声,故又称响罐法)。用水、香皂水、酒类等润滑剂时(用香皂水作润滑剂拔走罐时,又称滑罐法),应随时在罐具移动的前方涂擦润滑剂,以免因润滑不够引起皮肤损伤。

走罐法操作的关键在于,当罐具吸住之后,要立即进行推拉或旋转移动,不能先试探是否吸住,否则推拉时就难以移动,用大力推拉会造成患者疼痛,甚至皮肤损伤。在推拉、旋转几次之后,才能停歇。

此外,推拉、旋转的速度宜缓慢,如快则易致患者疼痛,每次推拉移动的距离不宜过长,推拉至皮肤潮红、深红或起丹痧点为止。

(三)水罐法

水罐法是指拔罐时配合用水的拔罐方法。根据用水的方式不同,分贮水罐、水煮罐和水蒸气罐。贮水罐可采用火罐罐具或抽气罐罐具,水煮罐或水蒸气罐宜用竹制罐。水罐法常与走罐法、灸罐法、按摩罐法等拔罐法配合应用。

1. 排气方法

(1)贮水罐排气法

①火力排气法。先在罐内(宜用玻璃罐或陶瓷罐)装入1/3 的温水,将纸片或扯成棉花绒样的一小块酒精脱脂棉放在近瓶口处点燃,在火焰旺盛时投入罐内,并迅速将罐扣在应拔部位。若应拔部位不在侧面,操作者手法又不十分熟练时,应先设法使患者的应拔部位调整为侧位再拔罐(以免拔罐时水液漏出),待吸拔住后再恢复到舒适体位。

②抽气排气法。在抽气罐内装入 1/3 的温水后将罐紧压在应拔部位,按抽气罐排气法将罐底吸拔住。若应拔部位

不在侧面,操作者手法又不十分熟练时,可按照火力排气法调整体位;也可先将空罐扣在应拔部位,再用注射器或其他方法将温水注入罐内,然后抽气将罐吸拔住。

③挤压排气法。在罐内装入1/3的温水后,将罐紧压在应拔部位,按挤压罐排气法将罐吸拔住。若应拔部位不在侧面时,按照火力排气法调整体位。

(2)水煮排气法:是指用沸水煮罐以形成罐内负压的排气方法。先将竹罐放在沸水内煮2～3分钟(不宜超过5分钟),再用筷子或镊子将罐夹出(罐口朝下),甩去水分并迅速用折叠的消毒湿毛巾捂一下罐口(可吸去水液,降低罐口温度并保持罐内的热气),然后迅速将竹罐扣在应拔部位。扣罐后,手持竹罐按在皮肤上约半分钟,使之吸牢。

(3)水蒸气排气法:是指用蒸气熏蒸罐具排出罐内气体的方法。先将水在壶内煮沸(勿超过半壶水),当水蒸气从壶嘴或套在壶嘴上的橡皮管内大量喷出时,将罐具套入喷气口2～3秒钟,随即取下迅速扣在应拔部位。扣罐后,手持竹罐按在皮肤上约半分钟,使之吸牢(图13)。

2. **拔罐方式**　水罐法最常用的是留罐,吸拔时不要求水液完全浸过皮面,也就是说,不一定要求受治皮面都朝上。罐内装水要求达到1/3。因为温水罐是在拔罐的同时,以其温暖水气来增强局部刺激的,若温水过少,温暖刺激的时间就短,效应就差。小抽气罐的体积小,很适宜头面部、手部等部位施治,但吸力较弱,若配以温水,刺激量就会大大增强,局部治疗效果更明显,可以缩短治疗时间。

此外,贮水罐也可采用走罐方式,但罐口必须非常光滑。

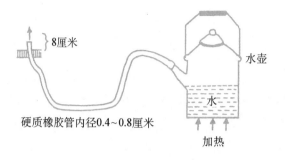

图 13　水蒸气排气法

（四）药罐法

药罐法是指在拔罐前后配合外用药物的拔罐方法。根据用药途径的不同分为药煮罐、药蒸气罐、药酒火罐、贮药罐、涂药罐、药面垫罐及药走罐等。本法根据需要，选用不同的排气方法及罐具，也可与针罐法、走罐法、按摩罐法等配合运用。

1. 排气方法

（1）药煮罐法：亦可称为"竹罐疗法"。

①将选好的药物装入布袋内，放入锅中加水煮沸一段时间。锅具以大砂锅、陶瓷锅、搪瓷锅为首选，铝锅、不锈钢锅次之，不宜用铜锅、铁锅。煮沸时间依病情需要而定，如治疗外感的药物可只煮沸几分钟，再将竹罐放入药液中煮 2～3 分钟（不宜超过 5 分钟），然后用镊子或筷子将罐夹出，罐口朝下甩去药液，迅速用折叠的消毒湿毛巾捂一下罐口，以便吸去水滴，降低罐口温度和保持罐内热气，趁罐内充满药蒸气时扣在应拔部位。扣罐后，手持竹罐按住皮肤约半分钟，

使之吸牢。

②治外感方药。羌活、独活、紫苏、艾叶、菖蒲、白芷、防风、当归、甘草各 15 克,连须大葱 60 克。

③治风湿腰腿痛方药。麻黄、祁艾、防风、川木瓜、川椒、竹茹、秦艽、透骨草、穿山甲、乳香、没药、土鳖虫、川乌、千年健、钻地风、羌活、苍术、防己、当归尾、刘寄奴、乌梅、甘草各10 克。

(2)药酒火罐法

①操作方法。本法属于火罐范畴,常用滴酒法排气,不同之处是以药酒代替酒精滴入罐内。

②麝香南星药酒:麝香 0.3 克,天南星 1.5 克,藏红花 0.6 克,铜丝草 12 克。将上药装入瓶中,加适量优质白酒后封严瓶口 7 日。

(3)药物蒸气罐法:将选好的药物(方药同煮罐方药)放入壶中(壶具以紫砂壶、陶瓷壶、搪瓷壶为首选,不宜用铜壶、铁壶),然后加水煮沸一段时间,当药蒸气从壶嘴上的橡胶管内大量喷出时,将竹罐套入喷气口 2～3 秒钟后,随即取下并迅速扣在应拔部位。扣罐后,应手持罐具按压约半分钟,使之吸牢。

(4)贮药拔罐法

①操作方法。可选用各种罐具,排气方法可用火力排气法、抽气法、挤压排气法。除以药液代替水贮于罐内之外,操作同水罐法。

②樟脑薄荷酊:樟脑 9 克,薄荷 6 克,生姜 60 克,用 75% 的酒精适量,浸泡 2 周。

③川芎白芷酊:川芎、白芷、血竭、小茴香、土木鳖、乳香、

没药、乌头、独活、羌活、防风、泽兰、红花各等份,用75%的酒精适量,浸泡2周。

④其他。辣椒水、生姜汁、风湿药酒等,均可选用。

(5)涂敷药罐法

①操作方法。是指拔罐前后或拔罐时,在应拔部位涂敷药乳、药酒、药糊、药膏等,然后予以拔罐的方法。排气方法可用火力排气法、抽气排气法、挤压排气法。

②参龙白芥膏:白芥子、细辛、甘遂、吴茱萸、苍术、青木香、川芎、雄黄、丁香、肉桂、皂角各等量,红参用1/10量,每10克用海龙1条,麝香、冰片少许。用时以鲜姜汁调成膏。

③正红花油。

(6)药面垫罐法:它与面垫拔罐的不同之处是以药液或药酒、药油代替水,或在面粉中加入药粉制成含药的面垫。排气方法可用火力排气法、抽气排气法、挤压排气法。

(7)药走罐法:药走罐与走罐的不同之处是以药液、药乳、药酒、药油等作为走罐的润滑剂。排气的方法可用火力排气法、抽气排气法。

2. 拔罐方式 药罐拔罐的种类如上所述,拔罐的方式可根据疾病的需要而采用留罐、闪罐或走罐。

(五)抽气罐法

抽气罐法是指直接抽出罐内空气,使罐内形成负压的拔罐方法。它的优点是可以避免烫伤,操作方法容易掌握,负压的大小可以调整。抽气罐常与水罐、针罐、药罐等拔罐法配合应用。

1. 排气方法 抽气排气法过去是采用注射器抽气排

气,现在这种方法逐步淘汰,取而代之的是近年来推出使用的真空枪抽气罐、空气唧筒抽气罐、橡皮排气球抽气罐、电动抽气罐等。其排气方法如下。

(1)真空枪排气法:用特制的真空枪,利用机械抽气原理,抽出罐内空气使之产生负压。

(2)空气唧筒排气法:用空气唧筒连接在罐具上。多用玻璃或有机玻璃罐具。排气方法与注射器排气法基本相同。

(3)橡皮排气球排气法:用橡皮排气球连接罐具而成(图14)。操作者用一手将罐具口部紧压在应拔部位,用另一手不断挤压排气球,达到所需负压时停止挤压。橡皮球尾部若安装有开关旋钮时,排气前要打开旋钮,达到所需负压时再关闭旋钮。组合式罐具在排气时可以用一只手进行操作,达到所需负压时停止挤压并关闭气门,然后取下橡皮排

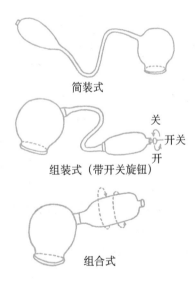

简装式

组装式(带开关旋钮)

关
开关
开

组合式

图14　橡皮排气球抽气罐

气球。

(4)电动吸引器排气法:首先接通电动吸引器电源,启动机器,把负压控制旋钮按顺时针方向拧紧,用手掌将吸管口封住,检验真空表,如能达到 9.33 千帕(70 毫米汞柱)时表明机器性能良好,再将负压调节到所需数值即可应用。一般拔罐负压需 40.0~53.3 千帕(300~400 毫米汞柱),最大时可达 66.7~80 千帕(500~600 毫米汞柱)。还可根据不同需要量进行调节。使用时,将吸引管连接在罐具上端的管上,使罐内形成负压,即可吸拔于应拔部位。一般留罐 10~15 分钟。

2. 拔罐方式 抽气罐的拔罐方式以留罐最为常用。若直径在 5 厘米以上的较大罐具还可拔走罐。根据病情需要还可配以拔针罐、药罐、水罐等。

(六)针罐法

针罐法是指在拔罐前后配合针刺疗法。本法具有针刺与拔罐的双重治疗作用,其适用范围及疗效都明显超过单独应用拔罐法,对重症及病情复杂的患者尤为适用。例如,拔罐配合皮肤针轻叩,用于麻痹性疾患;拔罐配合皮肤针重叩或三棱针点刺、铍针割治等,用于痈疽疔肿、热毒壅盛;拔罐配合火针,用于痈疽疔肿、甲状腺肿大、淋巴结结核等症;拔罐配合指针、磁锟针,用于小儿及畏惧针刺者,因其无痛苦而易被接受;拔罐配合挑治、电针,可用于治疗一些顽固性疾病。

1. 排气方法 除挤压排气法不宜用于留针罐法之外,拔罐疗法的各种排气方法均适用于针罐法。

2. 拔罐方式

(1)毫针罐法:是用毫针针刺与拔罐相结合的一种方法。临床实践证明,针刺具有增强拔罐的疏通经脉气血、祛除邪气,调理阴阳的效应,两者具有协同治疗的作用,普遍适应于各种类型的病症。毫针罐可分为以下2种。

①出针罐。首先在有关的穴位上针刺"得气"后,再持续快速行针(强刺激)10～20秒钟,然后出针,不需按压针刺孔,立即拔罐于其上,可吸拔出少许血液或组织液。此法适用于病程短,病情重,病症表现亢奋,属于中医学实证类型者(如跌打淤肿、感冒、感染性热病、风湿痹痛等)。

②留针罐。在相应的穴位上针刺"得气"后,不需持续捻针即可拔罐,用罐把针罩住,起罐后才出针。本法选用针的规格要适度,进针到合适的深度后,留在皮面上的针杆长度要小于罐腔的高度(图15),否则易将针柄压弯及发生疼痛。一般对胸部、背部、肾区,以及有较大血管、神经分布的四肢穴位,尤其瘦弱者,直刺不

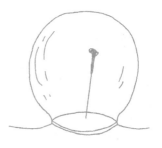

图15 留针罐

宜针得太深,要比正常人刺入的深度浅,否则拔罐后由于吸力的作用,针尖可能会逆势深入,而超出正常深度,容易造成损伤事故。

(2)刺络罐法:是用三棱针或注射针头刺破穴位、病灶部表皮显露的小血管,使之出血或出脓,然后立刻拔罐,也有先拔罐而后刺血者。本法常用于病程短,症状较重,表现亢奋,具有红、热、痛、痒、游走不定等实证者,如感染性热病、内

脏急性疾患(支气管炎、急性胃炎、胆囊炎、肠炎等)、肝阳上亢高血压、神经性皮炎、皮肤瘙痒、丹毒、疮痈、急性软组织损伤等。常用刺络罐方式有以下 6 种。

①先针后罐。首先用三棱针在一定的穴位、部位进行点刺,然后用罐吸拔出血。一般吸拔 10～15 分钟。

②先罐后针。常用于胸腹部,即先用火罐在一定穴位、部位进行吸拔(一般吸拔 10～20 分钟),至皮肤发红为度。然后用三棱针轻微点刺,并用两手指拿提针刺部位 10 余次,微出血即止。此方法多以行气为主。

③针罐行针。首先在一定部位用三棱针点刺出血,接着用火罐吸拔针刺部位,使之再次出血,然后再用三棱针在针刺部位做循经轻轻点刺。此法多用于重病患者或急救使用。

④行罐针罐。此法常用于四肢肌肉丰满处或腰部。在选定穴位、部位进行循经上下行罐(走罐),一般行罐 5 次,以肤红为度,并在选定穴位、部位进行点刺,然后再用火罐吸拔 2～3 分钟,使之出血。此法多用于泻火为主者。

⑤浅刺留罐。先用两手拿提针刺部位、穴位,然后以三棱针轻微点刺,以患者感到疼痛为度。再用火罐吸拔,留罐 15～20 分钟。此法多用于对针刺恐惧的患者。

⑥深针走罐。首先用三棱针采取重手法针刺,出血片刻后,用酒精棉球压住针刺部,然后以放血部位为中心向四周走罐。以行气活血为主。此法常用于治疗外伤瘀血、红肿不退等(新伤要隔日治疗)。

(3)挑罐法:此法是用三棱针、注射针头挑断穴位上或病理反应点(如结节、变色点、怒张小血管等)上的皮内、皮下纤维,然后立刻拔罐。本法适用范围较广,对体质虚、实的各种类型急、慢性病症,如慢性支气管炎、哮喘、冠心病、高血压、胃肠慢性炎症、风寒湿所致腰腿痛、皮肤病、痔疮等均可采用。

(4)皮肤针罐法:此法是用皮肤针(梅花针)在需治疗的部位、穴位进行叩击,局部皮肤出现潮红或渗血即止,立刻用火罐吸拔。本法适用于各种急、慢性疾病。

(5)火针罐法:此法是用烧红的火针(钨钢制的粗针)先速刺穴位或病灶,然后立刻拔罐的方法。施术时要避开大血管、神经。为了使刺入准确,治疗前可在局部涂以碘酒或红药水作标记,然后将在酒精灯上烧红的针尖快速刺入至预定的深度后立即拔出,再用火罐吸拔5~10分钟。本法有温经散寒、软坚散结的作用,适用于寒湿性关节痛、良性结节肿块、冷性脓肿等病症。

(七)起罐的方法

起罐时用左手轻按罐具向左倾斜,右手示指或拇指按住罐口右侧的皮肤,使罐口与皮肤之间形成空隙,空气进入罐内则罐自落(图16)。不可硬拉或旋转罐具,以免损伤皮肤。在背部拔多个罐时,应按顺序先上后下起罐。这样起罐可防止发生头晕脑涨、恶心呕吐等不良反应。

水和药水罐起罐时注意防止水或药液漏出,若应拔部位呈水平面(如患者俯卧位,在背部拔罐)时,应先将拔罐部位调整为侧位再起罐。也可在罐的一侧涂少许温水(如在腰部拔罐时,在腰的左侧或右侧涂水),然后将罐移向涂水的一侧,使罐口从朝下的方向转为朝上再起罐。

抽气罐起罐时,向罐内注入空气则罐具脱落。用橡皮球

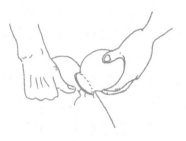

图 16　起罐方法

抽气罐时,可打开气门使空气进入罐内则罐具脱落。用电动吸引器抽气罐时,可将连接罐具的吸引管拔下则罐具便可脱落。挤压罐起罐时,用力挤压罐具,负压消失后罐具即脱落。

　　起罐后用纱布轻轻拭去罐斑处皮肤上的小水珠,嘱患者注意保护,避免擦伤罐斑处的皮肤。若有瘙痒,切不可抓破。一般情况下,罐斑处皮肤上的紫色于几天内便可消失。治疗疮痈等症时,常会拔出脓血,应预先在罐口周围填以脱脂棉或纱布,以免起罐时脓血污染衣服、被褥等物品,起罐后擦净脓血,对伤口进行适当处理。

（八）拔罐后皮肤变化的临床意义

　　拔罐疗法,是利用罐具通过排气产生负压吸于体表,皮肤对这种刺激产生各种各样的反应,主要是颜色与形态的变化,我们把这种现象称之为"罐斑"。医者可根据"罐斑"来判断疾病的性质,并可辅助诊断疾病。常见的皮肤"罐斑"变化有潮红、紫红或紫黑色瘀斑,或出现丹痧(小点状紫红色的疹子),起罐后,拔罐区局部皮肤的这些变化属于拔罐疗法的治疗效应,可持续一至数天,保留时间越长越好。此外,刺络拔罐吸出液体由于颜色的不同,则表示不同的病证。拔罐后出现水疱具有不同的诊断和治疗意义。拔罐后出现的这些皮肤反应,是体内病理的反映。

1. **罐斑** 在拔罐后,皮肤表面出现深红、紫黑色的罐斑或丹痧,触之微痛,兼见身体发热者,表示患有热毒证;如在拔罐后只出现紫红或紫黑色罐斑,无丹痧和发热现象,多提示患有瘀血证。拔罐后皮肤表面呈鲜红色,一般表示阴虚、气血两虚,或阴虚火旺。拔罐后皮肤表面灰白或无皮色变化,触之不温,多表示患有虚寒证。拔罐后皮肤表面出现微痒或出现皮纹,多表示患有风邪和湿证。

2. **水液** 在刺络拔罐后,吸出的液体又可表现出不同的病情。一般认为,鲜血显示病情较轻,黑血或瘀块显示淤阻较重;黄水显示湿热证,清水显示寒湿;而血水往往出现在治疗的开始阶段或疾病即将痊愈阶段。

3. **出血量** 根据出血量的多少,也可判断病情轻重及转归。有些患者开始治疗时出血量少,甚至不出血,这是淤血阻塞严重或风盛邪的表现,随着治疗次数的增加,淤血逐渐被吸出,出血量才逐渐增多,但随着病情的好转,出血量又会逐渐减少,直至吸不出血。

4. **水疱** 如在拔罐后,皮肤表面出现水疱,多认为是留罐时间过长所致,其实不然,同样的火罐、同样的闪火法、同样的留罐时间,却有的部位起疱,有的部位不起疱。如漏肩风患者在肩关节周围拔罐,往往肩内侧部位起疱,而肩髃、肩髎穴处很少起疱;颈椎病患者在肩背部拔罐,大椎、陶道穴处及肩胛冈上方部多见有水疱,而两侧背部出现水疱就相对较少。此外,一些心脏病患者在背部拔罐,神道、灵台穴处易出现水疱；哮喘患者的身柱穴处也易有水疱拔出，而其他部位则不出现水疱；类风湿患者拔罐治疗时，凡关节部位均易拔出水疱。这些现象表明在同一人身上，拔罐后起疱存在着部位的差异。这个差异与疾病的轻重、病程的长短有密切关系。一般说疼痛较剧、病痛明显、病程较长的部位，拔罐后易起疱。

拔罐后皮肤表面出现水疱、水肿或水汽（在罐内壁上挂满水珠，或起罐后有水流出），中医认为这些表现均表示患者体内湿盛，或因感受潮湿而致病。有时拔罐后所出现的水疱颜色呈血红或黑红，多表示久病湿夹血淤的病理反应。

此外，我们在治疗疾病时，根据不同的疾病采用拔罐发疱疗法，如肩周炎、颈椎病、坐骨神经痛等病症，其病理表现为肌腱、筋膜等软组织的水肿、粘连，呈现无菌性炎症变化。拔罐后如起疱，就能通过火罐的吸拔，在一定程度上将水肿的软组织液，甚至连带少量血液吸到了表皮下，直接减轻或解除无菌性炎症。所以能获得较显著的疗效。从中医学角度看，这种疗法利用火罐的吸力，将水湿、痰浊之邪及部分淤血从肌肤、经络中吸到浅表而排出，应归属于"满则泄之，菀陈则除之"的治则。

有研究表明，拔罐后发疱，具有提高机体免疫力、强壮身体的功能，促进机体恢复，使疾病逐渐痊愈。拔罐发疱疗法对哮喘、类风湿关节炎有显著疗效。

十一、内科疾病拔罐疗法

(一)感冒

1. 概述　感冒又称为伤风,是由病毒引起的上呼吸道感染。四季均可发病,但以冬、春季节为多见。本病易在气候骤变时发生,如感受寒冷、淋雨等可诱发。临床以鼻塞、喷嚏、流涕、咳嗽、咽痛、头痛、全身酸痛、乏力、怕冷等症状为主。

本病属中医学"伤风""感冒"范畴。中医根据人体感受邪气的不同,将感冒分为风寒、风热两型。风寒主要表现为恶寒重、发热轻,流涕、无汗;风热则表现为恶寒轻、发热重,咽痛、汗出、口渴。其病因、病机为外感风邪,伤及肺卫所致。

2. 风寒型感冒拔罐部位及方法

闪罐法或单纯火罐法

【选穴】　大椎、风门、肺俞、曲池、印堂、太阳、合谷穴(图17)。

【方法】　患者取俯卧位,暴露背部。采取闪火法将火罐吸拔在穴位上,然后取下,对穴位施连续闪罐,以皮肤潮红为度,每日1次,或施以单纯火罐,留罐10～15分钟,每日1

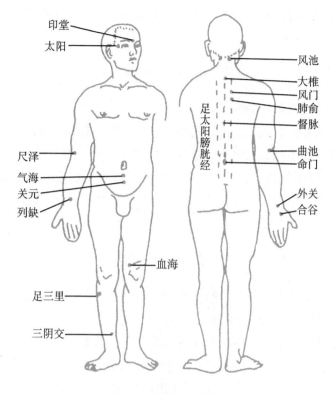

图 17　感冒吸拔部位

次。也可与贮水罐、药罐配合使用,留罐 15～20 分钟,每日
1 次。

走　罐　法

【选穴】　背部督脉、膀胱经循行部位(见图 17)。

【方法】　患者取俯卧位,暴露背部,先将润滑剂或药液
涂在背部,然后用闪火法将罐吸拔在背部皮肤上,沿督脉及

膀胱经循行部位连续上下推拉走罐多次,至皮肤发红为度,每日施治1次。

刺 络 罐 法

【选穴】 大椎穴(见图17)。

【方法】 患者取坐式俯伏位,消毒穴位皮肤后,用七星梅花针,中强刺激手法,叩刺大椎穴为中心的穴区8~10次,然后用中号玻璃罐,用闪火法将罐吸拔在穴位上,留罐10分钟左右,出血1~2毫升即可取罐。每日1次,一般1次即愈。

出 针 罐 法

【选穴】 大椎、风池、合谷穴(见图17)。配穴:风寒型加列缺;风热型加外关。

【方法】 患者取俯伏位,消毒穴位皮肤后,用1.5寸毫针刺入穴位中,施以平补平泻法,留针20分钟,中间行针1~2次。起针后用闪火法将罐吸拔在大椎穴处,留罐10~15分钟。每日1次。

3. 风热型感冒拔罐部位及方法

刺 络 罐 法

【选穴】 大椎、肺俞、风池、尺泽穴(见图17)。

【方法】 患者取俯伏位,常规消毒穴位皮肤后,先以三棱针在穴位上进行点刺,至出血为度,然后用闪火法将罐立即吸拔在点刺的部位上,留罐20分钟。起罐后将吸出的血液用消毒棉球擦净。每日1次。

竹 罐 法

【选穴】 大椎、肺俞、风池、尺泽穴(见图17)。

【方法】 先将银翘散(金银花 30 克,连翘 30 克,豆豉 15 克,牛蒡子 12 克,薄荷 10 克,桔梗 10 克,竹叶 10 克,甘草 10 克)或桑菊饮(桑叶 10 克,菊花 10 克,连翘 15 克,薄荷 6 克,杏仁 10 克,桔梗 10 克,甘草 10 克,芦根 15 克)在锅内加水煎煮,开锅 20 分钟后,将竹罐入药水中煮罐 2～3 分钟,然后用镊子将罐夹出,罐口朝下甩去药液,用毛巾捂一下罐口把水吸干,立即吸拔在穴位上,留罐 10～20 分钟。每日 1 次。

此外,对久病体虚的感冒患者,除辨别风寒、风热选穴外,如兼气虚者加拔气海、足三里穴;血虚者,加拔血海、三阴交穴;阳虚者,加拔关元、命门穴。

4. 注意事项 在拔罐时要保持室内温度,风寒感冒的患者在拔罐的留罐期间注意保暖,起罐后要立即穿好衣服,或覆被助汗,同时可饮用姜糖水和解表药,以增强拔罐的祛风散寒作用。不论风寒、风热患者均可配以药物治疗,并要加强身体锻炼,以增强抗病能力。

(二)支气管炎

1. 概述 支气管炎有急、慢性之分。急性支气管炎是由病毒和细菌的感染,或因物理、化学因素刺激所引起的气管和支气管的急性炎症。起病后常有上呼吸道感染的症状,如鼻塞、喷嚏、咽痛,或有轻度畏寒、发热、头痛、全身酸痛等。主要症状为咳嗽、胸骨后疼痛,亦可引起哮鸣和气急。

慢性支气管炎也是由细菌、病毒感染或物理、化学因素刺激所引起,但机体对病原的过敏、免疫力下降,可能是导致慢性炎症的原因之一。本病多发生于中年以上的人,病程缓慢,仅部分患者起病前有急性支气管炎、流感或肺炎等急性呼吸道感染史,多数为隐匿起病,出现咳嗽及咳痰症状,尤以早晨明显,痰呈白色黏液泡沫状,黏稠不易咳出,在感染或受寒后则症状迅速加剧。

本病属中医学"咳嗽"范畴。急性者,因外邪侵袭,肺卫不利,宣发肃降失调所致;慢性者,因脏腑损伤,营卫不固,复感外邪,而使肺的宣肃失常所致。

2. 急性支气管炎拔罐部位及方法

单纯火罐法

【选穴】 大椎、风门、身柱、肺俞、膻中、中府、尺泽穴(图18)。

【方法】 患者取适宜体位,用闪火法或投火法将火罐按穴吸拔,留罐20分钟。每日1次。

刺络罐法

【选穴】 大椎、风门、膻中穴或身柱、肺俞、中府穴(见图18)。

【方法】 患者取适宜体位,常规消毒穴位皮肤后,先用三棱针点刺穴位放血,然后用闪火法将罐吸拔在点刺部位,留罐15分钟,吸拔血水2~3毫升。两组穴位交替应用,每次1组穴,每日1次。

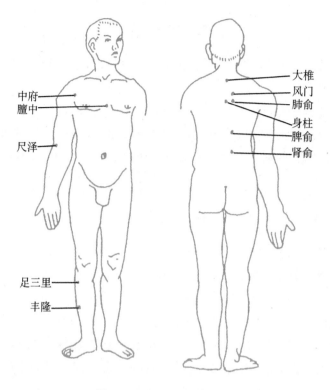

中府
膻中
尺泽
足三里
丰隆

大椎
风门
肺俞
身柱
脾俞
肾俞

图 18 支气管炎吸拔部位

3. 慢性支气管炎拔罐部位及方法

单纯火罐法

【选穴】 肺俞、脾俞、肾俞、中府、膻中、足三里、丰隆穴（见图 18）。

【方法】 患者取适宜体位，暴露胸背部皮肤，施以单纯火罐法，用闪火法按穴吸拔，留罐 15 分钟左右，以穴位皮肤红紫为度。每日 1 次。

刺 络 罐 法

【选穴】 大椎、肺俞、中府穴或身柱、膻中、脾俞、肾俞穴（见图18）。

【方法】 患者取适宜体位，消毒穴位皮肤后，用梅花针或三棱针叩刺穴位皮肤，使其微出血，然后用闪火法迅速将罐吸拔在叩刺穴位上，留罐15分钟。每次1组穴，每日1次。

温 水 罐 法

【选穴】 双肺俞穴（见图18）。

【方法】 在温暖的室内，患者脊背外露，取侧卧位。使用1号大玻璃罐，内置温热水半罐，用投火法迅速将罐吸拔在肺俞穴上，可先左侧，后右侧，罐拔好后将身体改为俯卧位，停3分钟左右，水罐内无数小水泡连连上冒。约留罐15分钟起罐（因罐内有水，起罐时将罐慢慢滑向一侧，使罐口向上，一翻掌起罐则滴水不漏）。每日1次，咳嗽轻者4～5次，略重者5～6次。

4. 注意事项 本病在急性期，应戒烟，忌食辛辣厚味。慢性期及缓解期，应加强锻炼，注意保暖，防止感冒，保持心情舒畅，劳逸适度。急、慢性期在拔罐同时均可配服中药，以增强治疗效果。

(三)支气管哮喘

1. 概述 支气管哮喘是一种常见的支气管过敏性疾病，其临床特征是反复发作，伴有哮鸣音，以呼气性为主的呼吸困难和咳嗽。好发于秋冬季节,可见于任何年龄,而以 12 岁前开始发病者居多。现代医学认为,本病发生与体质的特异反应性(遗传过敏体质)有关。

本病属中医学"哮证""喘证""痰饮"等病证范畴。其病因、病机为宿痰内伏于肺,因外感风寒,饮食不当,情志不畅等诱发而致痰气交阻,呼吸道不利,肺气升降不利而致。

2. 支气管哮喘发作期拔罐部位及方法

单纯火罐法

【选穴】 风门、肺俞、大椎、膻中、尺泽、定喘穴(图 19)。

【方法】 患者取适宜体位,暴露背部穴位,用闪火法将火罐吸拔在穴位上,留罐 15～20 分钟,至穴位皮肤发红紫为度。每日 1 次。

贮药罐法

【选穴】 风门、肺俞、大椎、膻中、尺泽、定喘穴(见图 19)。

【方法】 患者取适宜体位,医者将备用药液倒入玻璃火罐的 1/3,然后用投火法将药罐吸拔在穴位上,留罐 10 分钟,每日 1 次。(方药用止嗽散:桔梗、甘草、白前、橘红、百部、紫菀煎煮取汁备用)。

闪罐合刺络罐法

【选穴】 肺俞、定喘、膻中、尺泽穴(见图 19)。

【方法】 先在定喘穴行闪罐 5～6 次,以皮肤发红为度,然后将肺俞、膻中、尺泽穴常规消毒皮肤后,以三棱针在穴位

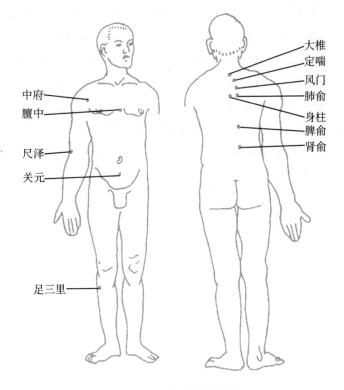

中府

膻中

尺泽

关元

足三里

大椎
定喘
风门
肺俞
身柱
脾俞
肾俞

图 19　支气管哮喘吸拔部位

点刺后,迅速用闪火法将罐吸拔在穴位上,留罐 10 分钟,各穴交替吸拔,每日 1 次。

刺 络 罐 法

【选穴】　肺俞穴(见图 19)。

【方法】　患者扶椅倒坐,充分暴露背部,消毒穴位皮肤后,用梅花针重力叩打穴区皮肤,使其轻微出血,或用三棱针快速点刺出血,然后用大号玻璃火罐吸拔,留罐 5～10 分钟,出血量 0.5～1 毫升。每周 2 次,5～10 次为 1 个疗程。

出 针 罐 法

【选穴】 定喘穴(见图 19)。

【方法】 患者取俯卧位,消毒穴位皮肤后,用 2 寸毫针,针尖稍偏向椎体方向,斜刺 0.5～1.5 寸深,用强刺激手法,使患者有较强的酸胀感,不断提插捻转,留针 10～15 分钟后起针,然后用闪火法将罐吸拔在穴位上,留罐 10 分钟。每日 1 次,一般 1～2 次即可。

3. 支气管哮喘缓解期拔罐部位及方法

单 纯 火 罐 法

【选穴】 大椎、风门、肺俞、身柱、膻中、中府、关元、肾俞、脾俞、足三里穴(见图 19)。

【方法】 患者先取俯卧位,取大小适宜火罐,用闪火法将罐吸拔在背部穴位上,然后变换体位为侧卧,再用闪火法吸拔胸腹部及下肢穴,留罐 10～15 分钟。单纯火罐吸拔后,在吸拔的穴位上涂抹"参龙白芥膏"(方见药罐法附方),每日 1 次,7 次为 1 个疗程。

走 罐 法

【选穴】 背部督脉和膀胱经循行部位(见图 17)。

【方法】 患者取俯卧位,暴露背部,先将润滑剂或药液涂在背部,然后用闪火法将中号火罐 1 个吸拔在背部皮肤上,医者沿督脉及膀胱经循行部位连续上下推拉走罐多次,至皮肤发红为度,隔日施罐 1 次。

贮 水 罐

【选穴】 大椎、风门、肺俞、身柱、膻中、中府、关元、肾俞、脾俞、足三里穴(见图 19)。

【方法】 在温暖的室内,患者脊背外露,取侧卧位。使用 1 号大玻璃管,内置温热水半罐,用投火法迅速将罐吸拔在背部穴上,可先左侧,后右侧,罐拔好后将身体改为俯卧位,水罐内无数小水泡连连上冒。约留罐 15 分钟起罐(因罐内有水,起罐时将罐慢慢滑向一侧,使罐口向上,一翻掌起罐则滴水不漏)。每日 1 次,哮喘轻者 4～5 次,略重者 5～6 次。

刺络留罐法

【选穴】 大椎、肺俞、脾俞、肾俞穴或身柱、关元、膻中、中府穴(见图 19)。

【方法】 患者取适宜体位,常规消毒穴位皮肤后,先以三棱针点刺穴位微出血后,立即用闪火法将罐吸拔在点刺的穴位上,留罐 10 分钟。每次 1 组穴,每日 1 次。

发疱罐法

【选穴】 大椎、双肺俞穴(见图 19)。

【方法】 缓解期的患者可采用拔罐发疱疗法来行预防治疗。以投火法分别吸拔大椎及双肺俞穴,其火力要大,使吸力充足,待罐内皮肤起疱后方可起罐(要用玻璃罐以便于观察)。起罐后在局部覆盖消毒纱布以保护创面,待水疱自行吸收。

4. 注意事项 本病发作时,可配合药物治疗;缓解期的患者在拔罐时要注意室内温度,以防着凉诱发感冒,引起发作。同时要坚持治疗,适当加强体育锻炼,增强抗病能力,饮食宜清淡,忌肥甘厚味,戒烟酒,节性欲。

(四)肺炎

1. 概述 肺炎是肺实质的炎症,可由多种病原体,如细菌、真菌、病毒、寄生虫等引起,放射线、化学物质、过敏因素等亦能引起肺炎。肺炎可按病因和部位加以分类。按病因可分为细菌性、病毒性、支原体、真菌性、其他病原体所致肺炎;按部位分为大叶性(肺泡性)、小叶性(支气管性)、间质性肺炎。以大叶性肺炎为多见,好发于冬春两季。临床以起病急骤、寒战、高热、咳嗽、咳铁锈色痰、胸痛、气急、呼吸困难、发绀及食欲减退、恶心、呕吐等为主要症状。

本病属中医学"肺热病""风温""咳喘"范畴。常因起居不慎,寒温失调,饮食不节,操劳过度而致邪毒内侵于肺,痰热壅阻所致。病位在肺,病机为邪犯卫表。

2. 拔罐部位及方法

单纯火罐法(1)

【选穴】 大椎、身柱、肺俞穴(图20)。

【方法】 患者取俯卧位,选用中号玻璃火罐,用闪火法将罐吸拔在穴位上,留罐10～15分钟,至穴区皮肤红紫为度。每日1次,连续拔3次。

单纯火罐法(2)

【选穴】 肺部听诊时啰音较明显的相应区域,患侧肩胛

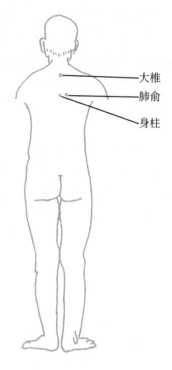

大椎

肺俞

身柱

图 20　肺炎吸拔部位

区及侧胸区稍下端。

　　【方法】　患者取坐位,用闪火法将罐吸拔在相应区域内,留罐 10 分钟。每日 1 次,此法具有改善临床症状,促进炎症消退的效应。

刺 络 罐 法

　　【选穴】　大椎、身柱、肺俞穴(见图 20)。

　　【方法】　患者取俯卧位,常规消毒穴位皮肤后,用三棱针点刺或用梅花针叩刺穴位周围皮肤至微出血,然后用闪火法将火罐吸拔在穴位上,留罐10～15分钟,拔出血1毫升左右。每日1次。

3. 注意事项　本病在治疗期间要注意休息,避免受凉,同时配合中西药物治疗。

(五)急性胃炎

1. 概述　急性胃炎是指各种原因所致的急性胃黏膜的炎症。一般可分为单纯性胃炎、腐蚀性胃炎、感染性胃炎、化脓性胃炎和急性出血性糜烂性胃炎五种。临床以单纯性胃炎、感染性胃炎为多见。常因暴饮暴食或食用污染不洁食物所致,其主要症状为上腹部不适或疼痛,食欲减退,恶心呕吐等。

本病属中医学"胃脘痛""呕吐"等病证范畴。其病因、病机由外邪犯胃或饮食不慎而致中焦气机不利,纳运失常,胃失和降,浊气上逆。

2. 拔罐部位及方法

刺 络 罐 法

【选穴】　中脘、梁门、足三里、三阴交穴(图21)。

【方法】　患者取仰卧位,常规消毒穴位皮肤后,先用三棱针在中脘、梁门穴进行点刺,然后用闪火法将罐吸拔在点刺的穴位上,留罐10分钟,再在患者足三里、三阴交穴吸拔单纯罐,留罐10分钟,每日1次。

出 针 罐 法

【选穴】　灵台穴(见图21)。

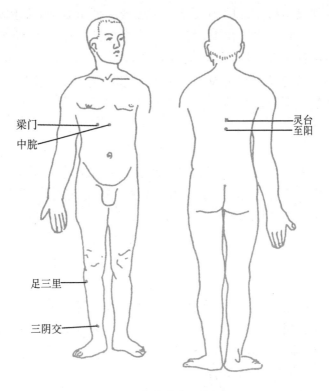

梁门
中脘
足三里
三阴交
灵台
至阳

图 21　急性胃炎吸拔部位

　　【方法】　患者取俯卧位,消毒穴位皮肤后,用圆利针快速刺入穴中,进针 0.3～0.5 寸深,不提插,不捻转,一般不留针,得气后即出针;然后用闪火法快速将罐吸拔在穴位上,留罐 10～15 分钟,用干棉球擦净血液即可。每日 1 次,一般1～2 次即愈。

留针罐法

【选穴】　至阳穴(见图 21)。

【方法】　患者取坐位或俯卧位,消毒穴位皮肤后,用 1.5 寸毫针,快速刺入穴中 1 寸左右,待局部产生酸、麻、胀等得气感后,施以提插捻转补泻法,同时嘱患者深呼吸或用手按压痛处,痛止后用闪火法将火罐吸拔在针刺部位,留针、罐 20 分钟。每日 1 次,疗效显著。

3. 注意事项　要注意饮食卫生,少量多餐。勿食生冷不洁之物,不过食肥甘厚味之品。

(六)慢性胃炎

1. 概述　慢性胃炎是以胃黏膜的非特异性慢性炎症为主要病理变化的慢性疾病。现代医学认为,其病因与不良的饮食习惯,烟酒过度,口腔、鼻腔和咽部的慢性感染灶的细菌或毒素有关。此外,中枢神经功能失调,自身免疫反应及急性胃炎迁延不愈等,都与慢性胃炎的发病密切相关。其临床表现多种多样,多以上腹部疼痛或上腹部不适及胀闷为主。根据胃黏膜的病理变化,可分为浅表性胃炎、萎缩性胃炎、肥厚性胃炎三种类型。

本病属中医学"胃脘痛"范畴。其病因、病机为饮食所伤,损伤脾胃而致脾不健运,或情志所伤,而致肝气犯胃。

2. 拔罐部位及方法

单纯火罐法

【选穴】　胆俞、肝俞、脾俞、膈俞、胃俞、三焦俞、内关、足三里穴(图 22)。

【方法】 患者取俯卧位,用闪火法将火罐吸拔在穴位,留罐 10 分钟,隔日 1 次,5 次为 1 个疗程。

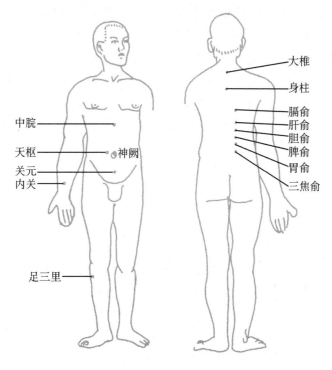

图 22 慢性胃炎吸拔部位

刺 络 罐 法

【选穴】 大椎、脾俞、胃俞穴或身柱、中脘、胃俞穴(见图 22)。

【方法】 患者取俯卧位或坐位,常规消毒穴位皮肤后,先用三棱针点刺穴位至出血,然后用闪火法将罐吸拔在点刺穴位上,每次1组穴,留罐10分钟,隔日1次。

闪 罐 法

【选穴】 中脘、天枢、关元穴(见图22)。

【方法】 患者取仰卧位,暴露腹部。用闪火法将玻璃火罐吸拔在穴位上,在上述每穴施行闪罐20～30下,然后将罐留在穴位上10分钟。每日1次,症状缓解后改为隔日1次。

隔姜灸罐法

【选穴】 中脘、神阙穴(见图22)。

【方法】 患者取仰卧位,先将生姜片置于穴位上,姜片上放艾炷点燃后,灸5分钟,然后用闪火法将火罐吸拔在艾灸部位上,留罐10～15分钟。每日1次,一般急性胃痛1～2次即愈,慢性胃痛5～10次即可治愈。

3. 注意事项 本病要坚持治疗,少食辛辣等有刺激性的食物,进食应细细咀嚼。对患有萎缩性胃炎者,可长期饮用酸牛奶及酸性食物,有助于萎缩性胃炎的治疗。

(七)急性胃肠炎

1. 概述 急性胃肠炎是指各种原因引起的急性胃肠道黏膜弥漫性炎症。本病多发生于夏秋季节,因误食被细菌或其毒素污染的食物而引起。其主要临床表现为呕吐、腹痛和腹泻。

本病属中医学“泄泻”“呕吐”范畴。其病因、病机为时邪外感及饮食不洁,导致运化失常而发病。

2. 拔罐部位及方法

单纯火罐法

【选穴】 大椎、脾俞、胃俞、大肠俞穴（图23）。

【方法】 患者取俯卧位,暴露背部,采用闪火法将火罐吸拔穴位上,留罐10分钟,每日1次。

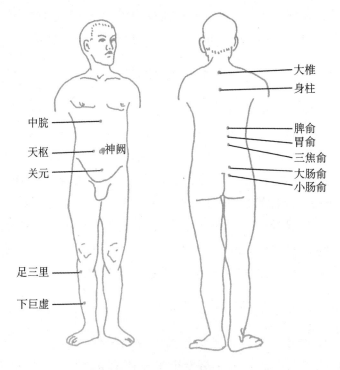

图23 急性胃肠炎吸拔部位

刺 络 罐 法

【选穴】 大椎、脾俞、胃俞、大肠俞穴或身柱、三焦俞、天枢穴(见图23)。

【方法】 患者取俯卧位,暴露背部,常规消毒穴位皮肤后,先用三棱针点刺放血,然后用闪火法将罐吸拔在点刺穴位上,留罐5~10分钟。两组穴交替应用,每次1组,每日1次。

走 罐 法

【选穴】 中脘、天枢(双)、足三里(双)、下巨虚(双);或大肠俞、小肠俞(见图23)。

【方法】 患者先取仰卧位,于穴位处与罐口的边缘涂上一层润滑油,用闪火法将罐迅速扣在中脘穴上,然后移向左侧天枢穴,再以同法返回中脘穴,移向右侧天枢穴,如此往返移动5~6遍,直至患者有一种暖和舒适感后,固定于中脘穴上,再于双天枢穴各拔一罐,约15分钟,再于足三里各拔一罐,从上至下向下巨虚移动,反复7~8遍,然后固定在足三里穴。轻者24小时治疗1次,中、重度患者12小时1次。两组穴交替进行。

艾 灸 罐 法

【选穴】 中脘、天枢、关元、神阙(见图23)。

【方法】 患者取仰卧位,先用艾条灸各穴10~15分钟,然后以闪火法将火罐吸拔在穴位上,留罐15~20分钟。每日1次。

3. 注意事项 本病在临床上常见吐泻频繁所导致的脱水现象。因此,在治疗的同时,要求患者卧床休息,并大量饮用糖盐水。对脱水严重者应及时给予静脉补液。

（八）消化性溃疡

1. 概述 消化性溃疡是消化道内接触胃液部分的黏膜组织所发生的高度局限性组织缺失,病变主要发生在胃和十二指肠,因此又称胃及十二指肠溃疡。本病的病因尚不清楚,一般认为与饮食、精神、化学药品、吸烟及遗传等因素有关。消化性溃疡具有慢性周期性发作的特点,症状多具有典型的节律性。胃溃疡的疼痛多发生于饭后 1 小时左右,之后逐渐缓解;十二指肠溃疡的疼痛多发生在夜间或饭前空腹时,少许进食即可缓解。常伴有反酸、嗳气、恶心、呕吐等症状。本病可发生于任何年龄,而以青壮年为多,男性多于女性。

本病属中医学"胃脘痛""心下痛""吐酸""嘈杂"等病证范畴。本病多因情志不畅,肝气犯胃或饮食不节损伤脾胃所致。

2. 拔罐部位及方法

单纯火罐法

【选穴】 肝俞、脾俞、胃俞、中脘、梁丘、足三里穴(图24)。

【方法】 患者取坐位,采用闪火法将火罐吸拔在穴位上,留罐 10 分钟。每日 1 次,7 次为 1 个疗程。

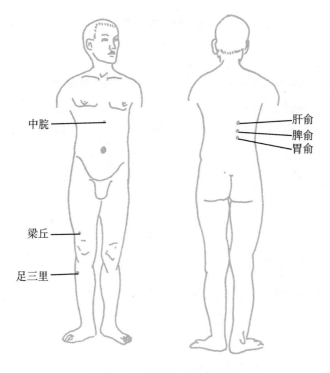

图 24　消化性溃疡吸拔部位

刺 络 罐 法

【选穴】　肝俞、脾俞、胃俞、中脘、梁丘、足三里穴（见图24）。

【方法】　患者取坐位,常规消毒穴位皮肤后,先以三棱针点刺穴位出血,然后用闪火法将火罐吸拔在点刺穴位上,留罐5分钟,每日1次,7次为1个疗程。

火 针 罐 法

【选穴】 中脘穴(见图24)。

【方法】 患者取仰卧位,局部穴位严格消毒后,用烧红的火针快速点刺穴位数次,接着用闪火法于穴位处拔罐,留罐5～10分钟。起罐后用干棉球擦净血水,然后用自制膏药(取巴豆、生南星、生半夏、生乌头各等份,共研细末,制成膏状备用)烘化,并贴敷于穴位上,用胶布固定。每5～6日换药1次,2次为1个疗程。

抽 气 药 罐 法

【选穴】 脊柱第7～12胸椎旁开1.5寸处压痛点。

【方法】 患者取俯卧位,在患者背部脊柱第7～12胸椎旁开1.5寸处,按压寻找压痛点,将青霉素空瓶磨掉底部后制成的小抽气罐,置于压痛点上,紧贴皮肤,用10～20毫升注射器将小罐中的空气抽出,罐即紧拔于皮肤上,然后在罐内注入生姜汁(约占罐的1/3),留罐5～10分钟。隔日1次,7次为1个疗程。

3. **注意事项** 本病要坚持治疗,饮食要有规律,避免过饱过饥、过冷过热和刺激性食物,戒除烟酒。

(九)胃下垂

1. **概述** 胃下垂是指站立时胃的位置低于正常,胃的下缘到达盆腔,胃小弯弧线最低点降到髂嵴连线以下。常伴有一系列的消化道症状,如腹胀、上腹部疼痛、食欲减退、消化不良等。其病因是多方面的,如体型瘦长、腹压下降、膈肌悬吊力不足及膈胃之韧带松弛等。

本病属中医学"虚损"等范畴。多因先天不足或后天失养,脾胃虚弱,中气下陷所致。

2. 拔罐部位及方法

单纯火罐法或刺络罐法

【选穴】 大椎、脾俞、胃俞、中脘、气海穴(图25)。

【方法】 患者取坐位,用闪火法将罐吸拔各穴上,留罐15分钟,隔日1次。或常规消毒穴位皮肤后,用三棱针点刺上述穴位,然后用闪火法将罐吸拔在点刺穴位上,留罐5~10分钟。隔日1次,10次为1个疗程。

艾灸加抽气罐法

【选穴】 百会穴(见图25)。

【方法】 患者取仰卧位,首先用艾条灸百会穴,灸5分钟;灸后将青霉素空瓶磨掉底部后制成的小抽气罐,置于百会穴上,紧贴皮肤,用10~20毫升注射器将小罐中的空气抽出,罐即紧拔于皮肤上,留罐10分钟。每日1次,10次为1个疗程。

针灸罐法

【选穴】 中脘、天枢、气海、足三里穴(见图25)。

【方法】 患者取仰卧位,常规消毒穴位皮肤后,用2寸毫针针刺各穴,得气后留针15分钟。起针后用闪火法迅速将罐吸拔在各穴上,留罐15~20分钟。起罐后再用艾条点燃后灸各穴,至皮肤红润为止。每日或隔日1次,10次为1

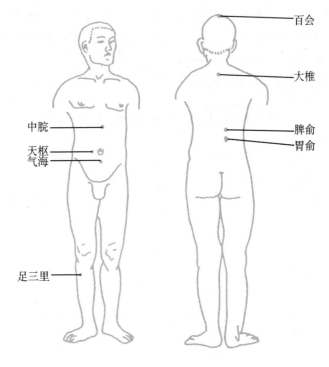

图 25　胃下垂吸拔部位

个疗程。

3. 注意事项　本病要坚持治疗,加强锻炼,饮食要有规律,少食多餐,加强营养,可配合服用益气健脾、升提中气的中药。

(十)溃疡性结肠炎

1. 概述　溃疡性结肠炎即慢性非特异性溃疡性结肠炎,是一种原因不明的慢性直肠、结肠黏膜的非特异性炎症性病变。本病的发生与免疫异常、精神神经因素、遗传及非特异性感染等有关。临床以慢性、反复发作的腹泻伴黏液脓血便、低热、贫血等为主要症状。按病程的缓急轻重，一般分为轻型、重型和暴发型。本病可见于任何年龄，而以青壮年最多见。

本病属中医学"便血""肠风""泄泻""痢疾"等病证范畴。其病因为湿热内侵，饮食不节，情志失调，脾胃虚弱，命门火衰等。病位主要在脾胃、大肠与小肠，并累及肝、肾。脾虚湿盛，气血不和为该病的主要病机。

2. 拔罐部位及方法

单纯火罐法

【选穴】　神阙、天枢穴(图 26)。

【方法】　患者取仰卧位，用口径为 6 厘米的中型火罐，在以神阙穴为中心，包括两侧天枢穴的部位，以闪火法或架火法，每穴拔 1 罐，留罐 10～15 分钟。隔 1 天或隔 4 天 1 次。

走罐加闪罐法

【选穴】　膈俞至骶尾两侧膀胱经循行路线(见图 26)。

【方法】　患者取俯卧位，暴露背部，将生姜汁涂在膈俞至骶尾两侧膀胱经循行路线上，再采用闪火法将罐吸拔在背部，然后沿膀胱经循行路线上下来回推拉进行走罐，至局部潮红为度，然后在疼痛反应点上行闪罐法 5～6 次，每 1～2 日施治 1 次。

走　罐　法

【选穴】　背部两侧足太阳膀胱经循行部位(见图 26)。

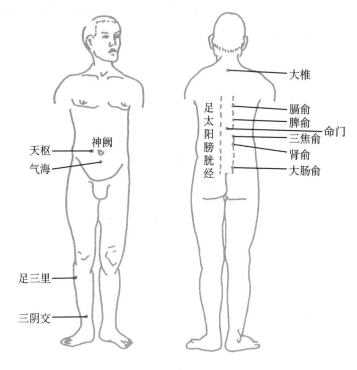

图 26 溃疡性结肠炎吸拔部位

【方法】 患者取俯卧位,暴露背部,嘱头偏向一侧,左右臂自然置于躯干两侧,用 5～6 厘米直径的玻璃火罐,以闪火法使火罐吸住皮肤,沿脊柱两侧之膀胱经循行部位,自上而下,再自下而上地推移火罐。向下移动时用左手紧按罐上皮肤,右手持罐向下拉;向上移动时用右手紧按皮肤左手持罐。在反复过程中,罐口始终与皮肤平行接触,动作要慢,用力均匀,切勿使罐口所贴皮肤过紧或过松。否则,一是推拉不动,二是空气进入罐内火罐脱落,而起不到"走罐"的作用。一般

1次反复推拉2～3遍,使两侧皮肤充血发红即可,然后按常规起下火罐。每天1次,10次为1个疗程,间隔5天后再进行第二个疗程。

刺络罐法

【选穴】 大椎、脾俞、大肠俞、三焦俞、肾俞、天枢、气海、足三里穴(见图26)。

【方法】 可将上述穴位分为两组,采用刺络罐法。常规消毒穴位皮肤后,用三棱针或皮肤针点刺各穴,然后用闪火法将罐吸拔在点刺穴位上,留罐5～10分钟。上穴交替应用,每日1次。

刺络走罐法

【选穴】 背部督脉线、膀胱经线及夹脊线。

【方法】 患者取俯卧位,暴露背部,常规消毒后取七星针弹刺。脾虚者重叩脾俞、胃俞、大肠俞;肾虚者重叩脾俞、肾俞、命门穴;肝脾不和重叩脾俞、胃俞、肝俞。叩刺时使其微出血,然后出血部位常规消毒,并在脊背处拍洒温开水,用闪火法吸拔大口径火罐,反复走罐,以皮肤潮红为度。每日1次,10次为1个疗程,疗程间隔3～5日。

水 罐 法

【选穴】 ①腹侧以神阙穴为标志,左右旁开两横指处;脐下每隔两横指一处,取2～3处。②背侧以命门穴为标志,左右旁开两横指,由此向下每侧取4～5处。③内关、足三里、三阴交穴。

【方法】 将青霉素药瓶制成的小抽气罐置于穴处,紧贴皮肤,用10或20毫升注射器将罐中空气抽出,注入4～5毫升清水,小罐即紧拔于皮肤上,留罐10～15分钟。取罐后用纱布或毛巾将局部擦干。每日1次,7次为1个疗程。每次可依据病情选取若干处治疗部位,再次吸拔时更换部位。

3. 注意事项 注意饮食卫生,不食生冷及腐败食物,饮食宜清淡,忌食肥甘,注意保暖,防止受寒。

(十一)细菌性痢疾

1. 概述 细菌性痢疾简称菌痢,是由痢疾杆菌引起的一种常见肠道传染病。主要临床表现为畏寒、发热、腹痛、腹泻、脓血便和里急后重。因致病菌和人体免疫功能有异,临床表现轻重悬殊,一般可分为急性和慢性两大类。

本病属中医学"痢疾"范畴。急性菌痢相当于"湿热痢",慢性菌痢相当于"久痢"和"休息痢"。病机为饮食不洁,感受湿热,蕴结胃肠,阻遏气机,使肠道传导功能失常所致。

2. 拔罐部位及方法

针 刺 罐 法

【选穴】 神阙、水分、天枢、气海穴(图27)。

【方法】 患者取仰卧位,消毒穴位皮肤后,用3寸毫针以双侧天枢穴为针刺点,分别向上透刺水分穴,向下透刺气海穴,留针15～20分钟,摇大针孔后出针,然后在神阙穴上拔罐,再围绕此罐在四周拔罐4个,留罐10～15分钟,每日施治1～2次,待急性症状缓解后改为隔日1次。

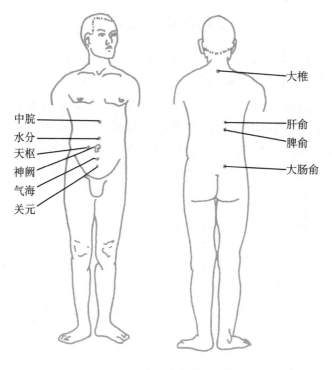

中脘
水分
天枢
神阙
气海
关元

大椎
肝俞
脾俞
大肠俞

图 27　细菌性痢疾吸拔部位

刺络罐法(1)

【选穴】　大椎、脾俞、肝俞、大肠俞穴或天枢、中脘、关元穴(见图 27)。

【方法】　患者取俯卧位或仰卧位,常规消毒穴位皮肤后,先用三棱针或皮肤针在上述各穴点刺使微出血,然后用闪火法将罐吸拔在点刺的穴位上,留罐 5～10 分钟,每日 1 次。两组穴可交替应用。

刺络罐法（2）

【选穴】　脐周围 1 厘米处，上下、左右各 1 穴。

【方法】　患者取仰卧位，消毒脐周皮肤，用细三棱针在上述部位对角刺入皮肤 0.2～0.3 寸深，以出血为度。以脐为中心，然后取直径 4 厘米玻璃火罐或罐头瓶，用闪火法立即扣在脐中及针刺点上，留罐 15～20 分钟。每日 1 次。

3. **注意事项**　注意饮食卫生，忌食生冷，多饮水，注意休息。

（十二）神经性呕吐

1. **概述**　神经性呕吐为胃神经官能症的主要症状之一，是由于高级神经功能紊乱所引起的胃肠功能失调，但无器质性病变。中医认为，本病的发病与不良的精神刺激及饮食失调等有关。

本病属中医学“呕吐”范畴。其病因、病机多为情志不畅，肝气郁滞，横逆犯胃或忧虑伤脾，脾胃失和所致。

2. **拔罐部位及方法**

刺络罐法

【选穴】　肝俞、脾俞、胃俞、足三里穴（图 28）。

【方法】　患者取俯卧位，常规消毒穴位皮肤后，先以三棱针点刺各穴，然后用闪火法将罐吸拔在点刺的穴位上，留罐 5 分钟，每日 1 次。若患者失眠多梦、心悸、自汗等症状明显时，可采用上法加拔心俞穴和神道穴。

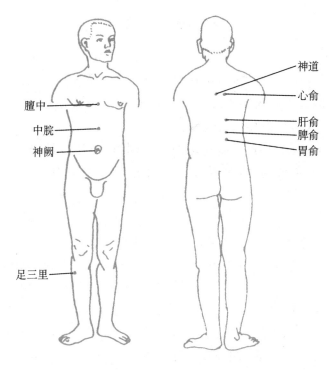

图 28　神经性呕吐吸拔部位

刺络走罐法

【选穴】　膻中至肚脐（神阙穴）（见图 28）。

【方法】　患者取仰卧位,常规消毒腹部皮肤,采用梅花针从膻中至肚脐（神阙穴）进行叩刺,轻叩刺 3～5 遍,然后用闪火法将罐吸拔在膻中穴上,从上至下进行推拉走罐,以皮肤潮红为度,再将罐留在中脘、神阙穴,留罐 10 分钟。每日或隔日 1 次。

艾灸罐法

【选穴】 肝俞、脾俞、中脘、足三里穴(见图 28)。

【方法】 患者选适当体位,先用艾条灸各穴 10 分钟,然后以闪火法将火罐吸拔在灸过的穴位上,留罐 10～15 分钟。每日 1 次,10 次为 1 个疗程。

3. 注意事项 本病在治疗的同时,要注意精神上的调摄,使心情舒畅,消除顾虑,注意休息,饮食宜清淡。

(十三)膈肌痉挛

1. 概述 膈肌痉挛是指由各种原因引起的一种不自主膈肌间歇性收缩的症状。其病因多与胃、肠、腹膜、纵隔、食管疾病有关。另外,不良精神因素、寒凉刺激或饮食不慎亦常为诱发因素。

本病属中医学"呃逆"范畴,俗称"打嗝"。其病因、病机为饮食不节或情志不和,正气亏虚而致胃失和降,胃气上逆动膈所致。

2. 拔罐部位及方法

单纯火罐法(1)

【选穴】 膈俞、肝俞、膻中、中脘穴(图 29)。

【方法】 患者取坐位,用闪火法将火罐吸拔在各穴位,留罐 10 分钟,每日 1 次。

单纯火罐法(2)

【选穴】 膻中穴(见图 29)。

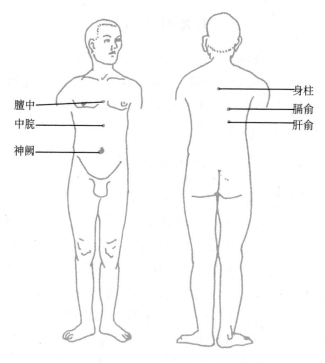

图 29　膈肌痉挛吸拔部位

【方法】　患者取坐位或仰卧位,取大小适宜玻璃火罐,用酒精棉球点燃后投入火罐中,迅速将罐吸拔在穴位上,留罐 20～30 分钟。一般 1 次即止。

单纯火罐法(3)

【选穴】　中脘、神阙、膈俞(见图 29)。

【方法】　患者取坐位,用闪火法将玻璃火罐吸拔在穴位上,留罐 10～15 分钟。每日 1 次。

刺络罐法（1）

【选穴】 膈俞、肝俞、膻中、中脘穴（见图 29）。

【方法】 患者取坐位，常规消毒穴位皮肤后，先用三棱针点刺各穴，然后用闪火法将罐吸拔在点刺的穴位上，留罐 5 分钟，每日 1～2 次。

刺络罐法（2）

【选穴】 身柱穴（见图 29）。

【方法】 患者取坐位或俯卧位，医者先在穴周上下用双手拇、示指向中央推按，使血液积聚于针刺部位，常规消毒穴位皮肤后，医者右手持三棱针快速点刺入 1～2 分深，随即出针，出针后迅速用闪火法将中号火罐吸拔在穴位上，留罐 5～10 分钟，出血 5～10 毫升，起罐后用棉球擦净皮肤。一般呃逆当即停止，顽固者吸拔 3～5 次获愈。

3. **注意事项** 本病在治疗时，如患者突然出现持续不断的膈肌痉挛，预示病情危重并趋向恶化；老年人、冠心病患者，无任何明显诱发因素，突然出现连续的呃逆，应警惕可能有心肌梗死发生，均不宜做拔罐治疗。

（十四）胆囊炎、胆石症

1. **概述** 胆囊炎、胆石症是常见病，尤以中年女性为多见。本病包括急、慢性胆囊炎，胆管炎和胆囊、胆总管、肝管结石等。胆囊炎常伴有胆囊结石，但也可单独发生。结石和炎症常互为因果。腹痛、高热寒战和黄疸，是本病急性发作时的三大症状。

本病属中医学"胁痛""黄疸"等范畴。其病因、病机多与肝郁气滞,湿浊内生等有关。

2. 拔罐部位及方法

刺络罐法(1)

【选穴】 天宗、胆俞、中脘、胆囊穴(图30)。

【方法】 患者取适宜体位,常规消毒穴位皮肤后,先用三棱针点刺各穴,然后用闪火法将罐吸拔在点刺的穴上,留罐5～10分钟,每日1次。

刺络罐法(2)

【选穴】 胆俞穴(见图30)。

【方法】 患者取俯卧位,充分暴露背部。医者先在穴周用双手拇、示指向中央推按,使血液积聚在针刺部位。消毒穴周皮肤后,用三棱针快速点刺0.1～0.2寸深,随即出针,然后用闪火法将罐吸拔在穴位上,留罐数分钟,吸拔出血10毫升左右。每日1次,在病发时放血1～3次即可。

挑刺走罐、闪罐法

【选穴】 膈俞至肾俞段(见图30)。

【方法】 患者取俯卧位,暴露背部,在膈俞至肾俞段先将润滑剂涂在皮肤上,用闪火法将罐吸拔在膈俞穴上,然后进行走罐,待皮肤潮红出现瘀点后,常规消毒穴位皮肤后,用三棱针挑刺明显的瘀点,再在针挑部施闪罐法5～6次,隔日1次。

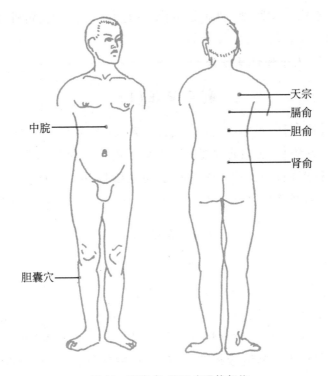

中脘

天宗
膈俞
胆俞
肾俞

胆囊穴

图 30　胆囊炎、胆石症吸拔部位

留 针 罐 法

【选穴】　肝俞、胆俞、胃俞(见图 22)。

【方法】　患者取俯卧位,消毒穴位皮肤后,用 1.5 寸毫针刺入穴中,得气后留针,用闪火法将中号玻璃火罐扣在留针的穴位上,留针、罐 10～20 分钟。每日 1 次。

3. **注意事项**　本病治疗期间,忌食生冷油腻,注意休息,同时可配合服用中西药治疗。

(十五)慢性肝炎

1. 概述　慢性肝炎是指由病毒、药物、营养代谢等原因引起,病程在半年以上的肝脏慢性炎症性病变。临床主要表现为乏力、食欲减退、腹胀、低热、肝脾增大及肝功能损害等。最常见的是慢性乙型肝炎。

本病属中医学"胁痛""黄疸"等范畴。其病因、病机由湿毒内侵,酒食不节,情志久郁,劳欲过度等损伤脾胃,而湿浊内生,湿浊毒邪壅阻中焦,影响肝胆疏泄功能,气滞血瘀而发病。

2. 拔罐部位及方法

留 针 罐 法

【选穴】　大椎、肝俞、期门、胃俞穴(图31)。

【方法】　患者取适宜体位,消毒穴位皮肤后,用1.5寸毫针刺入穴中,得气后留针,然后采用闪火法将玻璃火罐吸拔在留针穴位上,留针、罐10分钟,每日1次。

刺络罐法(1)

【选穴】　身柱、胆俞、肝俞、脾俞穴(见图31)。

【方法】　患者取俯卧位,常规消毒穴位皮肤后,先用三棱针点刺各穴,然后用闪火法将罐吸拔在点刺的穴上,留罐5~10分钟,隔日1次。

刺络罐法(2)

【选穴】　肝俞穴(见图31)。

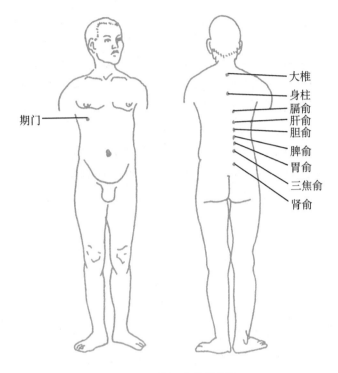

期门

大椎
身柱
膈俞
肝俞
胆俞
脾俞
胃俞
三焦俞
肾俞

图 31　慢性肝炎吸拔部位

【方法】　患者取坐位，常规消毒穴周皮肤，医者先在穴周用双手拇、示指向其中央推按，使血液积聚于针刺部位，医者用左手拇、示、中指夹紧穴位，右手持针快速刺入穴中1～2分深，随即将针退出，轻轻挤压针孔周围，使其出血少许，然后用闪火法拔罐于穴位上，留罐10～15分钟。甲型肝炎每周吸拔放血1～2次，一般3～4次多可取效；乙型肝炎可吸拔放血7～10次，症状多有明显改善或消失。

走罐刺络法

【选穴】 膈俞至肾俞段(见图31)。

【方法】 患者取俯卧位,暴露背部,在膈俞至肾俞段涂上润滑剂,用闪火法将火罐吸拔在膈俞穴,上下推拉施以走罐至皮肤潮红,然后在走罐部位用三棱针点刺或皮肤针叩刺,再用罐吸拔至微出血,隔日1次。此法对消除澳抗阳性有明显作用。

3. 注意事项 本病患者用过的罐具必须严格消毒,防止交叉感染。患者治疗期间须注意营养、休息并忌酒、节欲。

(十六)便秘

1. 概述 便秘指的是大便次数减少和(或)粪便干燥难解。一般两天以上无排便,提示存在便秘。健康人的排便习惯可明显不同,必须根据本人平时排便习惯和排便是否困难,才能对有无便秘做出判断。精神因素、饮食规律改变、滥用强泻药等,均可导致便秘。

中医认为,本病系由肠胃积热,气机郁滞或气血亏虚,阴寒凝滞所致。

2. 拔罐部位及方法

留针罐法

【选穴】 天枢、大横、腹结、大肠俞、足三里、神阙、气海、大巨穴(见图32)。

【方法】 患者取仰卧位,宽衣露肤。常规消毒穴位皮肤后,先用毫针刺各穴,待得气后留针,用闪火法将罐吸拔在针刺部位上,留针罐 10～15 分钟,每日 1 次。若属热秘加拔曲池(见图 17)、丰隆穴(见图 18);若为冷秘、虚秘加关元穴(见图 27)并与腹部穴位一道施以温姜汁罐。

艾 灸 罐 法

【选穴】 神阙、气海、大巨、足三里穴(见图 32)。

【方法】 患者取仰卧位,先用艾条熏灸各穴 20～30 分钟,然后用闪火法将罐吸拔在熏灸的穴位上,留罐 10～20 分钟,每日 1 次。

单 纯 火 罐 法

【选穴】 天枢、支沟、上巨虚、大肠俞、脾俞(见图 32)。

【方法】 患者取适宜体位,用闪火法将罐吸拔在各穴,留罐 10～15 分钟。每日 1 次。

3. 注意事项 本法对便秘有明显的效果,治疗期间不可滥用泻下药。应多食蔬菜、水果,养成定时排便的习惯。

(十七)肥胖症

1. 概述 肥胖症是指脂肪沉积过多,超过标准体重的 20%。多因食入膏粱厚味或油腻食物过多,营养过剩,损伤脾胃而致脾胃虚弱或脾肾不足,从而导致新陈代谢功能紊乱,阴阳失调致使体内脂肪沉积过多,日积月累,遂发本病。

本病体重显著增加,一般分为轻度、中度、重度三种类型。轻度,常无自觉症状;中度,则常见畏热多汗、易疲劳、呼吸短促、心悸、腹胀、下肢水肿;重度则可出现缺氧、二氧化碳潴留而致胸闷、气促、嗜睡。严重时可导致心肺功能衰竭,易

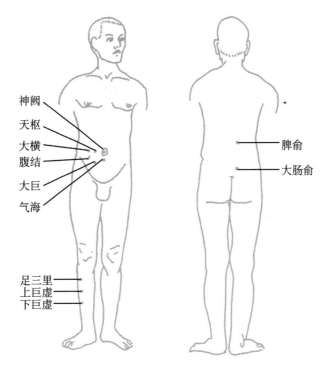

神阙
天枢
大横
腹结
大巨
气海

足三里
上巨虚
下巨虚

脾俞
大肠俞

图 32　便秘吸拔部位

伴发冠心病、高血压、糖尿病、痛风及胆结石等。

本病多为虚证,属中医学"痰湿"范畴。

2. 拔罐部位及方法

出 针 罐 法

【选穴】　①中脘、天枢、关元、足三里、阴陵泉穴。②巨阙、大横、气海、丰隆、三阴交穴(图 33)。

以上足三里、三阴交、丰隆、阴陵泉穴只针刺,其余穴位针刺加拔罐。两组穴交替灵活使用。

【方法】 患者取仰卧位,常规消毒穴位皮肤后,以毫针刺各穴,针刺得气后施以泻法,反复轻插重提,大幅度快频率捻转产生较强烈的针感,留针 30 分钟。起针后除下肢穴外,腹部穴用闪火法将罐吸拔在针刺后的穴位上,留罐 15 分钟。每日拔 1 次,10 次为 1 个疗程,休息 3 天后进行第 2 个疗程,连续观察 4 个疗程。

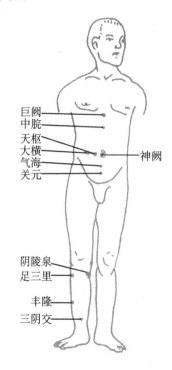

巨阙
中脘
天枢
大横
气海
关元
神阙
阴陵泉
足三里
丰隆
三阴交

图 33　肥胖症吸拔部位

留 针 罐 法

【选穴】 天枢、中脘、神阙、关元、足三里穴(见图33)。

【方法】 患者取仰卧位,消毒穴位皮肤后,用毫针刺各穴位,得气后施以提插捻转,平补平泻手法,然后用闪火法将火罐吸拔在留针穴位上,留针、罐20分钟。隔日1次,10次为1个疗程,一般治疗2~4个疗程。

3. 注意事项 在针刺拔罐治疗期间,嘱患者少食高脂肪、甜食、乳制品、酒等,多食蔬菜、水果、低脂肪食物,适当减少饮食、睡眠,并配合一定的锻炼,这对提高疗效有一定帮助。

(十八) 糖尿病

1. 概述 糖尿病是一种以糖代谢紊乱为主的慢性内分泌疾病。其早期无症状,发展到症状期,临床上可出现多尿、多饮、多食、疲乏消瘦,即"三多一少"症状和空腹血糖高于正常值及尿糖阳性,重症可见神经衰弱症状及继发的急性感染、肺结核、高血压、肾及视网膜微血管的病变等。严重时可出现酮症酸中毒、昏迷,甚至死亡。

本病属中医学"消渴病"范畴。因五志过极,偏嗜甘肥酒辛,恣情纵欲等,导致阴伤、燥热而发为消渴,其病涉及肺、脾、肾及三焦。

2. 拔罐部位及方法

单纯火罐法(1)

【选穴】 肺俞、脾俞、三焦俞、肾俞、足三里、三阴交、太溪穴(图 34)。

【方法】 患者取俯伏位,采用闪火法将罐吸拔在穴位上,留罐 10 分钟,每日 1 次。

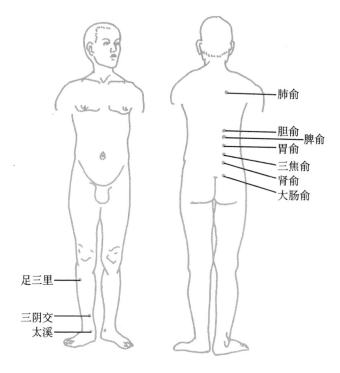

肺俞

胆俞
脾俞
胃俞
三焦俞
肾俞
大肠俞

足三里

三阴交
太溪

图 34　糖尿病吸拔部位

单纯火罐法(2)

【选穴】 肾俞、肺俞、胃俞、大肠俞、阳池穴(见图 34 和图 39)。

【方法】 患者取俯卧位,暴露背部。用闪火法将罐吸拔在穴位上,留罐 15～20 分钟。每次选一侧穴,每日 1 次,10 次为 1 个疗程。

走 罐 法

【选穴】 足太阳膀胱经背部俞穴(见图 17)。

【方法】 患者取俯卧位,暴露背部,先在肺俞至肾俞段涂抹润滑剂,然后将玻璃火罐吸拔在肺俞穴,从上至下推拉走罐至皮肤潮红或皮肤出现瘀点为止,隔日 1 次。

3. **注意事项** 本病要坚持治疗,对降低血糖有明显效果,治疗时要防止皮肤烫伤或破溃,杜绝感染。治疗期间还要求按规定进食,限制饮食,多食蔬菜、豆制品及蛋白质、脂肪类食物。

(十九)心绞痛

1. **概述** 心绞痛是由于冠状动脉发生粥样硬化或痉挛,使管腔狭窄或闭塞导致供血不足,造成心肌暂时性和可逆性缺血、缺氧所引起的临床症状。其特点为劳累性胸骨后部有压榨性疼痛感觉,可放射至心前区与左上肢,持续数分钟,休息或服用硝酸酯制剂后便缓解。

本病属中医学"胸痹""心痛""厥心痛"等病证范畴。其病因、病机是心阳不振,心脉淤阻,或阴寒凝滞,胸阳痹阻而致。

2. **拔罐部位及方法**

刺 络 罐 法

【选穴】 至阳(图 35)。

【方法】 当心绞痛发作时取至阳穴,消毒穴位皮肤后,用三棱针速刺出血,然后用闪火法将罐吸拔在至阳穴上,留罐 5 分钟,疼痛可迅速缓解。

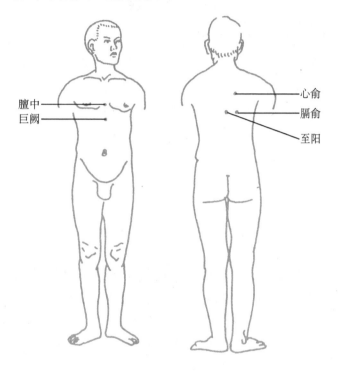

图 35　心绞痛吸拔部位

单纯火罐法(1)

【选穴】　心俞、巨阙、膻中、膈俞穴(见图 35)。

【方法】　患者取右侧卧位,采用闪火法将罐吸拔上述穴位,留罐 10 分钟。

单纯火罐法(2)

【选穴】 内关、心俞、膻中穴(见图35,图22)。

【方法】 患者取右卧位,速用闪火法将罐吸拔于各穴,留罐15分钟。

3. 注意事项 拔罐对减少心绞痛发作有明显疗效,但心绞痛如频繁发作及病情加重,应配合中西药物治疗。发病治疗期间应注意休息,避免劳累和情绪波动,饮食宜清淡并忌烟酒。

(二十)高血压

1. 概述 高血压又称原发性高血压,是指原因尚未十分明确而以体循环动脉压升高为主的一种常见病。分缓进型与急进型。缓进型起病隐匿,病情进展缓慢,部分患者可出现头晕、头痛、耳鸣、失眠等症状;后期出现脑、心、肾及眼底器质性损害及功能障碍;急进型病情严重,发展迅速,血压显著升高,常在短时间内出现严重的器官功能障碍,最后多因尿毒症而死亡,此型仅占高血压病的$1\%\sim5\%$。

本病属中医学"头痛""眩晕"等病证范畴。其病因、病机为情志失调,饮食不节和内伤虚损,肝阳上亢,肝风内动所致。

2. 拔罐部位及方法

刺络罐法(1)

【选穴】 大椎、肝俞、心俞、灵台、脾俞、肾俞穴(图36)。

【方法】 患者取俯卧位,暴露背部,常规消毒穴位皮肤后,先用三棱针点刺或皮肤针叩刺各穴,然后施用闪火法将罐具吸拔在叩刺的穴位上,留罐 10～15 分钟,隔日 1 次。

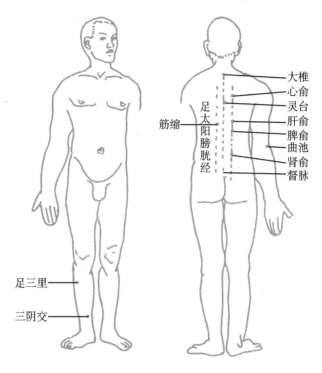

大椎
心俞
灵台
肝俞
脾俞
曲池
肾俞
督脉
足太阳膀胱经
筋缩
足三里
三阴交

图 36　高血压吸拔部位

刺络罐法（2）

【选穴】　大椎穴(见图 36)。

【方法】　患者取坐位,消毒穴位皮肤后,先用三棱针在大椎穴上横划 1 厘米长的痕迹,以划破皮肤并有少量血液渗出为度,然后用闪火法将火罐速拔在穴位上,留罐 5～15 分钟。起罐后用干棉球擦净血液,再敷盖消毒纱布,用胶布固定,以防感染。每周1次,5次为1个疗程,一般1次即有明显疗效,3次血压即可稳定。

刺络罐法(3)

【选穴】 肝俞(双)、筋缩穴(见图36)。

【方法】 患者取俯卧位,常规消毒穴位皮肤后,用梅花针中强度叩击出血,叩击面积应略小于罐口,然后用闪火法将罐吸拔在穴位上,吸拔出血2~3毫升,留罐5~10分钟。两穴交替使用,隔日治疗1次。

走罐加留针罐法

【选穴】 第7颈椎至骶尾部督脉及其两侧膀胱经内侧循行线、曲池、足三里或三阴交穴(见图36)。

【方法】 患者取俯卧位,暴露背部,先将润滑剂涂抹在背部,用闪火法将罐吸拔在第7颈椎处,然后上下推拉走罐数次至皮肤紫红为度。起罐后变换体位,用毫针刺入曲池、足三里穴或三阴交穴,得气后留针,用闪火法将罐吸拔在针刺穴位上,留针、罐10~15分钟,每日或隔日1次。

留 针 罐

【选穴】 大椎穴(见图36)。

【方法】 患者取俯卧位,暴露背部。消毒穴位皮肤后,用2寸毫针,快速直刺穴中1~1.5寸,不捻转提插,当患者产生下窜针感时,在针柄捏放一酒精棉球并点燃,火旺时将玻璃火罐扣在上面,留针、罐约20分钟。隔日1次,10次为

1个疗程,间隔7天再行下1个疗程,以3个疗程为限。

使用本法治疗原发性高血压,有即时降压作用,消除或减轻症状的效果良好。

3. 注意事项　本法有较好的降压效果,在治疗期间避免情绪波动,注意休息,饮食宜清淡,忌肥甘厚味、过咸及大量饮酒、吸烟,并保持大便通畅。严重的高血压患者应配合中西药物治疗。

(二十一)阵发性室上性心动过速

1. 概述　阵发性室上性心动过速为临床上常见的心律失常,是一种快速而规则的异位心律,心室率每分钟160~220次,突然发生,突然终止,每次发作持续时间数分钟、数小时或数日。现代医学认为,本病病因为心脏激动起源异常所致,与心肌的自主性、应激性等特性有关。心肌的特性可因器质性疾病而发生改变,也可无解剖形态学上的病变,但可由于神经、体液、血液循环等严重失调而致心律失常。本病可见于正常人,亦可见于风湿性心脏病、冠心病、高血压性心脏病、甲状腺功能亢进、心肌炎等疾病。

本病属中医学"心悸""怔忡"等病证范畴。其病因、病机为心阳虚损或心血不足而致。

2. 拔罐部位及方法

单纯火罐法

【选穴】　膻中、内关、心俞穴(图37)。

【方法】　患者取坐位,用闪火法将罐吸在穴位上,留罐10分钟,每日1次。

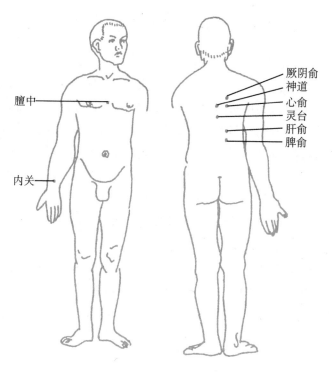

图 37　阵发性室上性心动过速吸拔部位

刺络罐法（1）

【选穴】　神道、心俞、脾俞穴或灵台、厥阴俞、肝俞穴（见图 37）。

【方法】　患者取俯卧位，暴露背部，消毒穴位皮肤后，先用三棱针点刺各穴，再用闪火法将罐吸拔在点刺的穴位上，留罐 10 分钟，每次 1 组，每日或隔日 1 次。

刺络罐法(2)

【选穴】 心俞穴(见图37)。

【方法】 患者取俯卧位,暴露背部,医者先在穴周用双手拇、示指向其中央推按,使血液聚集针刺部位,继之消毒穴位皮肤,医者用三棱针快速刺入穴中0.1～0.2寸深,随即出针。轻轻挤压针孔周围,使其出血少许,然后用闪火法将罐吸拔在穴位上,留罐10～15分钟,吸拔出血液10～20毫升。隔日1次,5次为1个疗程。休息5天再行下1个疗程,连续2～3个疗程。本法对属功能性者收效迅速,属器质性者收效缓慢,但亦可改善其症状。

3. 注意事项 患者应注意休息,避免过度疲劳,戒酒、烟,不饮浓茶或咖啡类。心律失常加重时,可配合中西药物治疗。

(二十二)脑血栓形成

1. 概述 脑血栓形成为急性脑血管疾病之一,是指脑血管内血栓形成造成脑组织血供障碍,即所谓缺血性中风。多在中年以后发病,是引起老年人死亡、残废的重要原因之一。临床表现以偏瘫、失语或轻度意识障碍为特征。

本病属中医学"中风"范畴。其病因、病机为素体气血亏虚,脏腑虚损,复遇忧思恼怒,饮食不当,劳倦等诱因而致。

2. 拔罐部位及方法

单纯火罐法

【选穴】 ①大椎、心俞、肝俞、脾俞穴。②神道、风门、膈

俞穴。③肩贞、环跳、风市穴（图38）

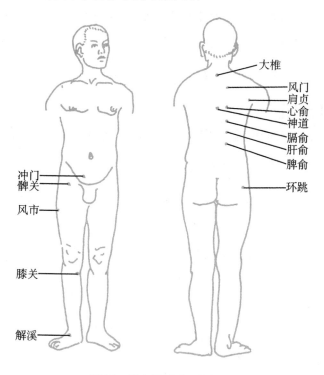

大椎
风门
肩贞
心俞
神道
膈俞
肝俞
脾俞
环跳

冲门
髀关
风市
膝关
解溪

图 38　脑血栓形成吸拔部位

【方法】　患者取侧卧位，用闪火法将罐吸拔在穴位上，留罐15分钟。每次1组穴，每日1次。

刺 络 罐 法

【选穴】　①大椎、心俞、肝俞、脾俞穴。②神道、风门、膈俞穴。③肩贞、环跳、风市穴（图38）。

【方法】　每次1组穴，患者取侧卧位，常规消毒穴位皮肤后,先用三棱针点刺或用皮肤针叩刺至微出血,然后用闪火法将罐吸拔在叩刺的穴位上,留罐 10 分钟,每日或隔日 1次。15 天为 1 个疗程,休息 5 日再进行下 1 个疗程。

刺络走罐法

【选穴】 脊柱两侧各旁开 0.5 寸和 1.5 寸,以及手足部内外侧。上肢瘫,取颈椎和胸椎$_{1\sim10}$,以及上肢内侧;下肢瘫,取胸椎$_{8\sim12}$、腰骶椎和下肢内外侧;半身不遂全取。

【方法】 患者取俯卧位,常规消毒背部穴位皮肤后,先采用梅花针从上至下,从外至内用中重度叩刺手法各叩刺 3～5 遍,以微出血为度,然后擦去血液在应拔部位和罐口涂抹液状石蜡或凡士林,再用闪火法将罐吸拔在背部,医者将罐上下推拉来回走罐至皮肤紫红色为度。隔日 1 次,30 天为 1 个疗程。

出针罐法

【选穴】 华佗夹脊穴(2～8 胸椎、1～5 腰椎旁开 5 分)。

【方法】 患者取俯卧位,消毒背部穴位皮肤后,用 1.5寸毫针快速刺入皮下,针尖慢慢向椎体推刺,当有麻胀感觉时立即停止进针,将针退出。然后用闪火法将火罐吸拔在针刺部位,留罐 15 分钟。每日或隔日 1 次,10 次为 1 个疗程,疗程间隔休息 5 天,一般 5 个疗程为限。

电针罐法

【选穴】 冲门、髀关、膝关、解溪穴(见图 38)。

【方法】 患者取平卧位,消毒穴位皮肤后,用 2～3 寸毫针直刺进针至最深层。进针后用较大幅度捻转,此时拇、示指频繁张开,一捻一放如飞鸟展翅状反复数次,当针下出现酸、麻、胀,尤以如闪电状针感最佳。然后再取1寸毫针直刺解溪穴,用电疗机取两组导线,沿着电神经走向及肌肉群组成的刺激线,分别用正负极一组连接冲门、解溪;一组连接髀关、膝关穴。选择断续波段,频率刻度旋至18°,留针20分钟。取针后即刻用闪火法将玻璃火罐吸拔在冲门、髀关、膝关穴处,局部出血或皮下出现环状瘀血团为佳,留罐30分钟。每日1次,10次为1个疗程。用于脑出血、脑血栓形成等引起的下肢偏瘫。

3. 注意事项　本病要坚持治疗,治疗期间进行肢体功能锻炼,保持情绪稳定,并配合服用中药提高治疗效果。

(二十三)急性肾炎

1. 概述　急性肾炎又称急性肾小球肾炎,是急性起病,以血尿、蛋白尿、少尿,常合并有高血压、水肿,甚至氮质血症为临床特征的一组疾病。由于感染细菌后引起的免疫反应所致,表现为肾小球毛细血管充血、内皮细胞增生。

本病属中医学"水肿"范畴。其病因、病机多由外邪侵袭,饮食起居失常,劳倦内伤所致。

2. 拔罐部位及方法

刺 络 罐 法

【选穴】　①肾俞、三焦俞、大肠俞穴。②胃仓、京门、志室、次髎穴(图39)。

【方法】　患者取俯卧位,暴露背部,常规消毒穴位皮肤后,先用三棱针点刺微出血后,急用闪火法将罐吸拔在点刺穴位上,留罐 5～10 分钟。每次取 1 组穴,每日 1 次。

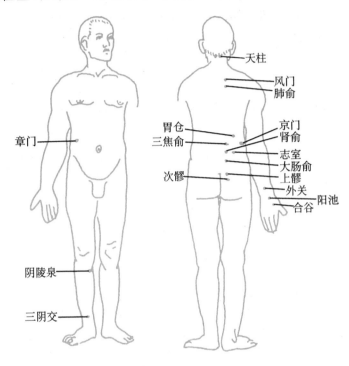

图 39　急性肾炎吸拔部位

出 针 罐 法

【选穴】　①天柱、肾俞、肺俞、上髎、外关穴。②风门、大肠俞、章门、合谷、阴陵泉、三阴交穴(见图 39)。

【方法】　每次选用 1 组穴。患者取俯卧位,常规消毒穴位皮肤后,先用毫针针刺各穴,中强刺激,不留针,针后用闪火法将火罐吸拔在针刺部位上,留罐 15～20 分钟。隔日 1次,5 次为 1 个疗程。

刺络走罐法

【选穴】 脊椎两侧(大杼至关元俞穴)膀胱经内侧循行线上。

【方法】 患者取俯卧位,暴露背部。消毒背部皮肤后,先用梅花针叩刺 3～5 遍,再用液状石蜡涂抹背部和罐口,然后用闪火法将玻璃火罐吸拔在大杼穴处,上下推拉走罐。重症 3 遍,轻症 2 遍。每日 1 次,但症情好转后,改为隔日 1次,10 次为 1 个疗程。

3. 注意事项 患者治疗期间,应注意休息,以卧床为宜,避免受寒湿感冒,宜用低蛋白、低盐、高维生素饮食。

(二十四)慢性肾炎

1. 概述 慢性肾炎是慢性肾小球肾炎的简称,是一组病因不同,病情复杂,原发于肾小球的一种免疫性炎症性疾病。本病起病缓慢,病程长,临床表现轻重悬殊。初期只有少量蛋白尿或镜下血尿及管型尿;中期可见水肿、高血压、蛋白尿;最后出现贫血、严重高血压、慢性肾功能不全或肾衰。同时可伴有不同程度的腰部酸痛、尿短少、乏力等症状。

本病属中医学"水肿""虚劳""腰痛"等范畴。其主要病变在肺、脾、肾三脏,系由外邪侵袭,内伤脾胃,体内水液失布,气化失常而致。

2. 拔罐部位及方法

单纯火罐法

【选穴】 志室、胃仓、京门、大横穴(见图40)。

【方法】 患者先取适宜体位,采用闪火法将火罐吸拔在穴位上,均留罐10分钟,每日1次(也可采用毫针罐、刺络罐、温水罐法吸拔穴位)。

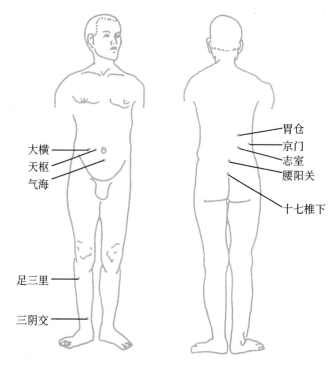

大横
天枢
气海

足三里

三阴交

胃仓
京门
志室
腰阳关

十七椎下

图40 慢性肾炎吸拔部位

温 水 罐 法

【选穴】 天枢、气海、腰阳关、足三里、三阴交穴及第11～12胸椎棘突间、第1～2腰椎棘突间、第17椎下(图40)。

【方法】 患者取侧卧位,先将玻璃火罐灌入1/3温水,然后用投火法将罐吸拔于穴位,留罐10～15分钟,每日或隔日1次。亦可每次选2～3个穴位,先施行挑刺拔罐法,然后在其余穴位上再施以单纯火罐法,留罐10～15分钟,每隔2～3日1次。

3. **注意事项** 本病要坚持治疗,并适当休息,加强身体锻炼,以提高免疫力。宜用优质蛋白、低盐饮食,适当限制饮水。

(二十五)泌尿系感染

1. **概述** 泌尿系感染系肾盂肾炎、膀胱炎、尿道炎的总称。本病以女性为多见,尤以初婚女性发病较多。临床以尿频、尿急、尿痛为特点,还可伴有发热、周身不适、下腹坠胀、腰酸腰痛等症状,多由大肠埃希菌、链球菌、葡萄球菌侵犯尿路,逆行引起尿道、膀胱、输尿管、肾盂等发炎所致。

本病属中医学"淋证"范畴,是由湿热之邪蕴结下焦,使之膀胱功能失调所致。

2. **拔罐部位及方法**

单 纯 火 罐 法

【选穴】 脾俞、肾俞、关元、中极穴(图41)。

【方法】 患者先取仰卧位,用闪火法将火罐吸拔在腹部穴位上,留罐 10 分钟;再让患者取俯卧位,用闪火法将罐吸拔在背部穴上,留罐 10 分钟。每日 1 次。

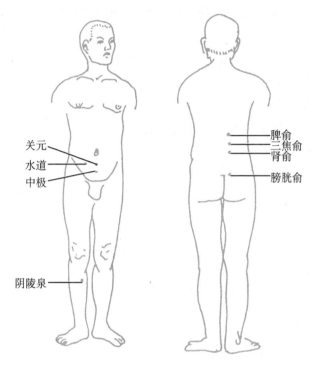

图 41 泌尿系感染吸拔部位

刺 络 罐 法

【选穴】 水道、阴陵泉、三焦俞、膀胱俞穴(见图 41)。

【方法】 患者先取仰卧位,消毒腹部及下肢穴位皮肤后,用三棱针点刺各穴,然后用闪火法将罐具吸拔在点刺的穴位上,留罐 5 分钟取下;再令患者取俯卧位,用三棱针点刺三焦俞、膀胱俞穴,用闪火法将罐具吸拔在点刺的穴位上,留罐 5 分钟取下。每日 1 次。

3. 注意事项 本病治疗期间要求患者多饮水以增加尿量,促使细菌及炎症渗出物迅速排出,并保持外阴清洁,注意休息。

(二十六)偏头痛

1. 概述 偏头痛是最常见的反复发作的一种头痛病。现代医学认为,本病与颅脑血管舒缩功能失调有关,常因体内的一些生化因素和激素变化而引起发作。本病多有家族史,多见于女性,往往在青春期发病,呈周期性发作,发作频度因人而异。

本病属中医学"头痛"范畴。其病因、病机为肝失疏泄,肝阳上亢,上扰清窍。

2. 拔罐部位及方法

出针罐法(1)

【选穴】 大椎、风门、肝俞、神道、肺俞穴(图 42)。

【方法】 患者取俯伏位,常规消毒穴位皮肤后,用毫针针刺各穴,得气后留针 15 分钟,起针后用闪火法将罐吸拔穴位,留罐 10～15 分钟,隔日 1 次;若头痛顽固者,宜采用挑针罐法吸拔穴位,留罐 10～15 分钟,每次取 2～3 穴。

出针罐法(2)

【选穴】 膈俞穴(见图 42)。

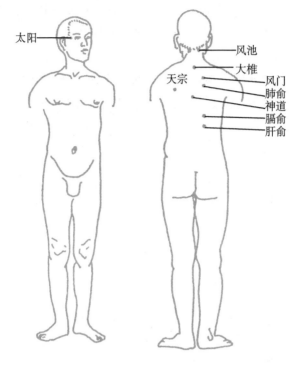

图 42　偏头痛吸拔部位

【方法】　患者取俯卧位或坐位,消毒双侧穴位皮肤后,用 1.5～2 寸毫针呈 15°向椎体斜刺入穴位,按呼吸补泻法随呼气进针,刺入 1 寸左右,给予轻微的提插捻转手法,以局部有酸、麻、胀感为度,留针 20 分钟。起针后用闪火法将罐吸拔在穴位上,留罐 10 分钟。每日 1 次,6 次为 1 个疗程。

刺络罐法(1)

【选穴】　风池、肝俞、天宗、太阳穴(见图 42)。

【方法】 患者取俯伏位,常规消毒穴位皮肤后,以三棱针点刺穴位至微出血,然后用闪火法将罐吸拔在穴位上,留罐5～10分钟,每日1次。

刺络罐法(2)

【选穴】 太阳穴(见图42)。

【方法】 医者先用左手拇指端轻揉患侧穴位,使局部血管充盈,常规消毒穴位皮肤后,右手持三棱针快速点刺穴区较明显的血管,待血液流出时,用闪火法将火罐吸拔在穴位上,吸出适量的血液后起罐,每次放血量5～10毫升。3～5日1次,以3次为1个疗程。

刺络罐法(3)

【选穴】 大椎穴(见图42)。

【方法】 患者取俯伏位,消毒穴位皮肤后,用三棱针在大椎穴上横划1厘米长的痕迹,以划破皮肤并有少许血液渗出为度,然后迅速用闪火法将火罐吸拔在穴位上,留罐5～10分钟。取罐时内有血液5～10毫升,用干棉球擦净血迹,再敷盖消毒纱布,用胶布固定,预防感染。每次治疗时可在原划痕上或稍下操作,但不宜在原划痕上重复。一般治疗1～2次即可治愈。

本法适用于实证、热证头痛。无论肝阳上亢、肝经实热,或外邪上受,久而化热等引起的头痛均可治疗。

3. 注意事项 患者要调节情志,防止情绪紧张、焦虑和精神疲劳。饮食宜清淡。经期注意休息,避免引发头痛(可在经前进行治疗)。

（二十七）癫痫

1. 概述　现代医学认为,癫痫是一种发作性神志异常的疾病,是一组以大脑神经元异常放电所致暂时性脑功能失常为特征的临床综合征。症见发作时突然仆倒,昏不知人,口吐涎沫,两眼上吊,或口中如猪羊叫声,醒如常人。癫痫具有突然性、短暂性、反复发作的特点。本病有原发性和继发性两种,儿童多为先天遗传。

中医亦称本病为"癫痫",另外有"痫证""羊痫风"之名。大抵由于七情失调,先天因素,饮食不节,劳累过度或患有其他病之后,造成脏腑功能失调,痰浊内阻,气机逆乱,风阳内动所致。

2. 拔罐部位及方法

出 针 罐 法

【选穴】　大椎（图 43）。

【方法】　患者取俯伏位,常规消毒穴位皮肤后,先用 2 寸毫针由大椎穴进针,向上约 30°斜刺,进针约 1.5 寸深,若患者有触电样感,传至肢体时,立即出针,然后用闪火法将罐吸拔在大椎穴上,留罐 10 分钟,隔日 1 次。

刺 络 罐 法

【选穴】　百会、印堂穴（见图 43）。

【方法】　患者取仰卧位,常规消毒穴位皮肤后,先以三棱针点刺放血,然后用抽气罐吸拔穴位,留罐 10 分钟,每日 1 次。

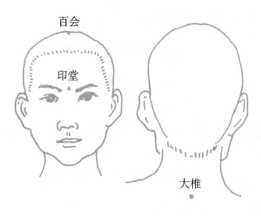

图 43 癫痫吸拔部位

3. 注意事项 本病要坚持治疗,拔罐疗法对本病有显著的治疗效果。大发作的患者,注意防止跌伤和碰伤,用缠布的压舌板或饭勺、毛巾塞入口中牙齿之间,以防咬伤舌头,还要避免劳累、攀高及在炉火旁工作或活动。饮食宜清淡,忌辛辣、肥腻。

(二十八)躁狂抑郁症

1. 概述 躁狂抑郁症简称躁郁症,是感情性精神障碍性疾病。其病因尚不明确。躁狂症的典型表现为情绪亢奋,思维敏捷和语言动作增多;抑郁症的典型表现为情绪抑郁,思维迟钝及言语动作减少,与躁狂症恰恰相反。一般为发作性,缓解期正常,不导致人格缺损。

本病属中医学"癫狂",多因先天禀赋不足,情志不节,致使痰气上扰,气血凝滞,机体的阴阳失去平衡而发。其病因、病机为气郁痰火,阴阳失调。病位在肝、胆、心、脾。

127

2.躁狂症拔罐部位及方法

单纯火罐配刺络法

【选穴】 大椎、肝俞、少商、人中、内关穴以及后颈、骶部（图 44）。

【方法】 患者取俯伏位,用闪火法将火罐吸拔在各穴,留罐 10 分钟。并配合三棱针点刺少商、人中穴,再用皮肤针弹刺后颈、骶部、内关穴使之出血,不用拔罐,每日 1 次。

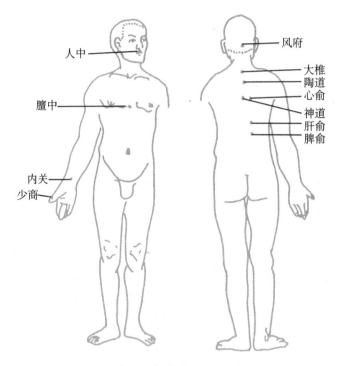

图 44 躁狂抑郁症吸拔部位

刺络罐法

【选穴】 风府、大椎、陶道(见图44)。

【方法】 患者取俯卧位,常规消毒穴位皮肤后,用三棱针点刺穴中数次使之出血,然后用闪火法将罐吸拔在点刺的穴位上,留罐15~20分钟,出血5~10毫升。每日或隔日1次,10次为1个疗程。治疗同时可配内关、丰隆、太冲进行针刺。

3.抑郁症拔罐部位及方法

单纯罐法

【选穴】 大椎、心俞、肝俞、脾俞、神道、内关穴(见图44)。

【方法】 患者取俯卧位,充分暴露背部,然后用闪火法将罐吸拔在穴位上,留罐10~15分钟,每日1次。

刺络罐法(1)

【选穴】 大椎、心俞、肝俞、脾俞、神道、内关穴(见图44)。

【方法】 患者取适宜体位,常规消毒穴位皮肤后,用皮肤针轻轻叩刺各穴,然后用闪火法将罐吸拔于叩刺的部位,留罐10~15分钟。每日1次。

刺络罐法(2)

【选穴】 膻中穴(见图44)。

【方法】 患者取仰卧位,常规消毒穴位皮肤后,用三棱针快速点刺穴位,使之出血少许,再用中号玻璃火罐以闪火法吸拔穴位,留罐 15～20 分钟。每周 2 次,8 次为 1 个疗程。

4. 注意事项　本病要坚持治疗,治疗期间要调节患者情志,戒忿怒。对躁狂发作期的患者应注意看护,以免伤人及自伤。对严重抑郁症患者应防止其自杀。

(二十九)神经衰弱

1. 概述　神经衰弱是一种常见的疾病,是指由于精神忧虑或创伤,长期繁重的脑力劳动,以及睡眠不足等原因引起的精神活动能力减弱。临床表现较复杂,症状几乎可涉及所有器官系统,最常见的是失眠多梦、头晕、疲倦无力、健忘、焦虑、忧郁等。

本病属中医学"不寐""郁证"等病证范畴。其病因、病机为思虑太过,劳逸不适度而致脏腑功能失调所致。

2. 拔罐部位及方法

单纯火罐法

【选穴】　心俞、膈俞、肾俞、胸至骶段脊柱两侧膀胱经循行线(图 45)。

【方法】　患者取俯卧位,充分暴露背部。医者先用拇指指腹在以上各穴进行往复重力按揉 5 次左右,然后在膀胱经循行线上用闪火法各吸拔 4 罐(均匀分布),留罐 30 分钟。每周治疗 2 次,6 次为 1 个疗程。

刺络罐法

【选穴】　心俞、肾俞、脾俞、三阴交、足三里、内关穴(见

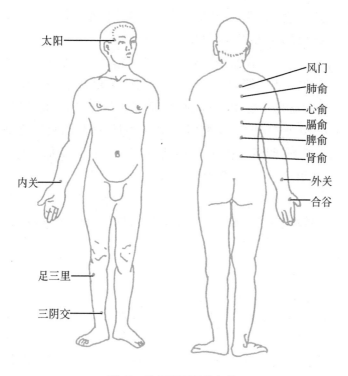

图 45　神经衰弱吸拔部位

图 45)。

【方法】　患者取坐位,常规消毒穴位皮肤后,先用三棱针点刺各穴,后用闪火法将罐吸拔在点刺的穴位上,留罐 5 分钟。先吸拔一侧穴,第二天再吸拔另一侧穴,两侧交替使用,每日 1 次,10 日为 1 个疗程。

抽气水罐法

【选穴】　背部自风门穴到肺俞穴,每隔 2 横指取 1 处;

内关、足三里、三阴交穴及其上下每隔 2 横指各取 1 处；外关、合谷、涌泉、太阳穴（见图 45）。

【方法】 患者取俯卧位或坐位，将青霉素药瓶磨掉底部后制成的小抽气罐，置于所选穴位处，紧贴皮肤，用 10～20 毫升注射器将小罐中空气抽出，罐即紧拔于皮肤上，然后再注入 4～5 毫升清水，保持罐内皮肤潮湿，避免因负压过高造成皮肤渗血，留罐 10～15 分钟后起罐，并擦干局部。每日 1 次，交替更换穴位，7 次为 1 个疗程。

3. **注意事项** 在治疗的同时，要调节患者的情志，并要求患者养成良好的生活习惯，按时休息。睡前忌饮浓茶、咖啡，忌吸烟等。

（三十）男性性功能障碍

1. **概述** 男性性功能障碍亦有人称性神经衰弱，是临床上较常见的疾病，对患者的精神状态有很大影响。男子性功能是一个复杂的生理过程，包括性欲、阴茎勃起、性交、性欲高潮和性的满足等环节，其中某一个环节发生障碍而影响性功能完善时，即称为男性性功能障碍。以早泄、遗精和阳痿最为常见。生活环境不良和对性生活的各种错误认识，都会影响性功能。不正常的性生活，如性交过度、性交中断等，不正常的精神状态，如恐惧、紧张、过度兴奋、缺乏信心、极度疲劳等，是发生性功能障碍的常见原因。

本病属中医学"阳痿""遗精"等范畴。其病因、病机为劳神过度，耗伤心肾，阴虚火旺或思虑忧郁，损伤心脾所致。

2. 遗精、早泄拔罐部位及方法

单纯火罐法

【选穴】 气海、关元、中极穴(图 46)。

【方法】 患者取仰卧位,暴露腹部。采用闪火法将火罐吸拔在穴位上,留罐 15～20 分钟。每日 1 次,10 次为 1 个疗程。

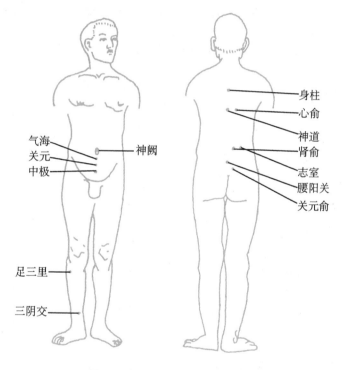

气海
关元
中极
神阙
足三里
三阴交

身柱
心俞
神道
肾俞
志室
腰阳关
关元俞

图 46 男性性功能障碍吸拔部位

刺 络 罐 法

【选穴】 ①心俞、肾俞、身柱穴。②中极、神道穴(见图46)。

【方法】 第一天选用①组穴,患者取俯卧位,常规消毒穴位皮肤后,先用三棱针点刺各穴,然后用闪火法将罐吸拔在点刺的穴位上,留罐5分钟。第二天选②组穴,施以单纯罐法,留罐5分钟。每日1次,每次1组穴,两组交替进行。

出 针 罐 法

【选穴】 心俞、肾俞、腰阳关、关元、会阴、三阴交穴(见图46)。

【方法】 患者先取俯卧位,常规消毒背部穴位皮肤后,用毫针针刺背部各穴中,得气后留针15分钟,起针后用闪火法将罐吸拔在针刺的穴位上,留罐15分钟。然后患者改为仰卧位,消毒穴位皮肤后,用毫针针刺腹部各穴,得气后留针15分钟,起针后拔罐,留罐15分钟。每日或隔日1次,10次为1个疗程。

3. 阳痿拔罐部位及方法

单纯火罐法加闪罐法

【选穴】 肾俞、志室、腰阳关、关元俞、中极、关元、三阴交、足三里穴(见图46)。

【方法】 患者先取俯卧位,先用闪火法吸拔背部穴位,留罐10~15分钟。然后患者改为仰卧位,用前法吸拔腹部穴位及下肢穴,留罐10~15分钟。起罐后可于关元、中极穴或肾俞、志室穴上施行闪罐 6～7 次,加以强刺激。

留 针 罐 法

【选穴】 肾俞、志室、腰阳关、关元俞、中极、关元、三阴交、足三里穴(见图 46)。

【方法】 患者先取俯卧位,暴露背部,常规消毒穴位皮肤后,用毫针针刺背部各穴,再用闪火法将火罐扣在留针的部位,留针、罐 10～15 分钟。然后患者改为仰卧位,消毒穴位皮肤后,用毫针针刺腹部穴位及下肢穴,同样用闪火法将罐吸拔在留针部位,留针、罐 10～15 分钟。或每次选其中 4～5 穴,施以皮肤针罐(中度叩击)法,留罐 10～15 分钟,每 1～2 日 1 次。

走 罐 法

【选穴】 神阙至中极穴(见图 46)。

【方法】 患者取仰卧位,在神阙至中极穴部位及罐口涂抹润滑剂,用闪火法将火罐吸拔在神阙穴处,然后从上至下推拉走罐,至皮肤潮红为度,然后将罐吸拔在神阙穴、中极穴上,留罐 15 分钟。每日或隔日 1 次。

艾 灸 罐 法

【选穴】 肾俞、气海、关元、三阴交穴(见图 46)。

【方法】 患者先取适宜体位,用闪火法将火罐吸拔在穴位上,留罐 20 分钟,起罐后加用艾条灸各穴 10～15 分钟。每日 1 次。

4. 注意事项 本病在治疗期间,要心情舒畅,消除紧张情绪,注意生活起居,不要过度疲劳,加强体育锻炼,增强体质,勿过量饮酒及大量吸烟。注意节制性生活。

(三十一)前列腺炎

1. 概述 前列腺炎是男性泌尿和生殖系统常见病之一,多发于 20—50 岁的人群。前列腺炎有急性和慢性之分。急性前列腺炎有类似急性尿路感染症状,如尿频、尿急、尿痛、发热、腰部酸胀、终末血尿、会阴疼痛等;慢性前列腺炎有排尿延迟、尿后滴尿或滴出白色前列腺液、遗精、早泄、阳痿等症状。

本病属中医学"淋浊""癃闭"范畴,多因房事不节,忍精不泄、手淫过度、肾阳亏损,或嗜酒过度、嗜食肥甘等,是脾肾两虚,湿热内蕴,败精壅滞,久瘀化腐而致病。

2. 拔罐部位及方法

单纯火罐法

【选穴】 神阙、关元、中极、肾俞穴(见图 47)。

【方法】 患者取仰卧位,采用闪火法将火罐吸拔在穴位上,留罐 10～15 分钟。急性期每日 1 次,慢性期隔日 1 次,10 次为 1 个疗程。

出针罐法

【选穴】 气海、血海、阴陵泉、三阴交、太溪、照海穴(见图 47)。

【方法】 患者取仰卧位,常规消毒穴位皮肤后,先用毫针针刺各穴强刺激,出针后用闪火法将火罐吸拔在穴位上,

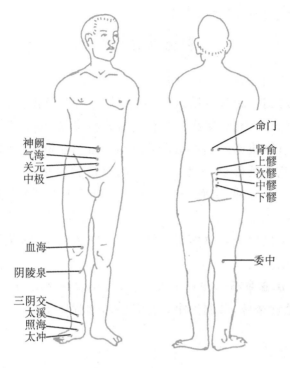

图 47　前列腺炎吸拔部位

留罐 15～20 分钟。每日或隔日 1 次。

刺络罐法(1)

【选穴】　八髎、关元、三阴交、阴陵泉、太冲、涌泉、命门穴(见图 47,图 61)。

【方法】　患者先取仰卧位,再取俯卧位。常规消毒穴位皮肤后,用三棱针点刺各穴出血(太冲、涌泉只刺不拔罐),然后用闪火法将火罐吸拔在点刺穴位上,留罐 10～15 分钟。

每日 1 次,10 次为 1 个疗程。

刺络罐法(2)

【选穴】 委中穴(见图 47)。

【方法】 患者取俯卧位,在委中穴用手轻轻拍打数次,便于紫脉浮络充分暴露。严格消毒穴位皮肤,用三棱针对准委中穴血络快速点刺疾出,不按针孔,放出血量俟病情而定,一般以色浓紫转红为度,然后用闪火法将火罐吸拔在委中穴,留罐 10 分钟,出血 5～10 毫升。隔日 1 次,10 次为 1 个疗程。

本法适用于素体虚弱,复感外邪,热入营血,膀胱气化受阻之癃闭。

3. **注意事项** 注意个人卫生,防止尿路感染,调整饮食结构,忌食辛辣,节制房事,适当锻炼,增强体质。

(三十二)面神经麻痹

1. **概述** 面神经麻痹是由于面神经受损而引起的面部肌肉运动功能障碍,一般指周围性面神经麻痹。周围性面神经麻痹亦称面神经炎,是茎乳孔内急性非化脓性面神经炎。其临床表现为口眼歪斜,常在受凉、吹冷风后起病。引起面神经麻痹的原因较多,以受寒性面神经炎最为常见。

本病属中医学"中风"之"中经络"等病证范畴。其病因、病机为正气不足,络脉空虚,卫外不固,风邪乘虚入中经络,气血痹阻,筋脉失于濡养所致。

2. **拔罐部位及方法**

单纯火罐法（1）

【选穴】　风池、颊车、四白、颧髎穴（图 48）。

【方法】　患者取坐位，取患侧穴，选用大小适宜火罐，用闪火法或投火法将火罐吸拔在穴位上，以上四穴轮流使用，留罐 5 分钟。每日 1 次，10 次为 1 个疗程。

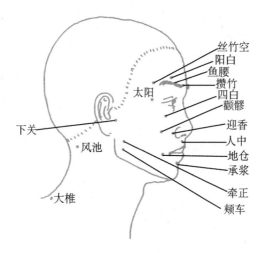

图 48　面神经麻痹吸拔部位

单纯火罐法（2）

【选穴】　下关、牵正、太阳、阳白穴（见图 48）。

【方法】　患者取坐位，每次取患侧穴 1～2 个，用小号火罐以闪火法或投火法吸拔穴位，留罐 10 分钟左右。或者在患侧面部，用皮肤针叩刺使之出血少许再拔火罐，3 日治疗

1次。

出针闪罐法

【选穴】 ①阳白透鱼腰穴,迎香透人中穴,颊车透地仓穴。②丝竹空透鱼腰穴,地仓透承浆穴,牵正透颧髎穴。③攒竹透鱼腰穴,迎香透人中穴,牵正透地仓穴或风池、大椎、地仓、颊车穴(见图48)。

【方法】 每次取以上1组穴(3组轮换使用)。患者取坐位,常规消毒穴位皮肤后,用毫针透穴刺法,得气后留针20分钟,其间10分钟行针1次,并取其中2穴同时用艾条温和灸,起针后分别在额部、中面颊部、下面颊部施行闪罐或涂姜汁、驱风药酒闪罐,至局部发红为度,每日1次,10次为1个疗程。也可取患侧的风池、大椎、地仓、颊车穴,施以单纯罐法,吸拔穴位,留罐10分钟,隔日1次,5次为1个疗程。

刺络罐法

【选穴】 颊车、颧髎穴(见图48)。

【方法】 患者取坐位,病侧和健侧相间使用。上穴任选一个,颊车用细三棱针点刺3下,用闪火法将小号火罐吸拔在点刺部位,拔出血1～3毫升。颧髎穴用粗三棱针点刺1～2下,用小火罐吸拔出血2～5毫升。病程在1周以内者,可每日刺拔1次,7日为1个疗程,疗程间隔休息3～5日后恢复治疗。一般在1个月左右恢复正常。

闪罐法

【选穴】 阳白、下关、地仓、颊车、大椎穴(见图48)。

【方法】 患者取侧卧位,用闪火法将罐吸拔在穴位上,然后进行闪罐,每穴闪拔 20～30 下(夏季可减为 10～15 下),闪罐顺序为,先取额部,次取面部,再取口角,最后取大椎穴。每日 1 次。

药垫拔罐法

【选穴】 牵正、地仓、下关、颊车穴(见图 48)。

【方法】 患者取侧卧位,患侧朝上。用自拟药垫方:白附子 30 克,白芷、川芎各 15 克,红蓖麻子仁(去壳)5 克,共研细末。每取药粉 40 克,面粉 20 克,拌和均匀,用生姜汁或米醋调和成稠糊状,分做 4 个药饼(直径略小于罐口、中空)贴于应拔穴位上,然后用投火法将罐吸拔在贴药的穴位上,留罐 15～20 分钟。起罐后,将药饼取下加醋调和再敷于拔罐部位,4～5 小时后取下。每日或隔日 1 次,5 次为 1 个疗程。

3. 注意事项 本病要坚持治疗,治疗期间注意休息,防止着凉受寒。

(三十三)三叉神经痛

1. 概述 三叉神经痛是三叉神经分支范围反复出现阵发性短暂剧烈疼痛。一般是指原因不明的原发性三叉神经痛。发病多在中年以后,女性较多见。病因不清楚,客观检查无器质性损害。疼痛多于上下唇、鼻翼、眼眶等处开始向外放散。

本病属中医学"面痛""颊痛""目外眦痛"等病证范畴。其病因、病机为外邪侵袭,阻滞经络,气血瘀滞或肝郁化火,风火上扰所致。

2. 拔罐部位及方法

单纯火罐法

【选穴】　大椎、风池、合谷、太阳、胆俞、膈俞穴（见图22、图38、图48和图49）。

【方法】　患者取俯卧位,用闪火法将火罐吸拔在各穴上,留罐10～15分钟。对风热、肝火、血瘀型也用刺络拔罐法。每日或隔日1次。

出针罐法

【选穴】　下关、合谷、外关穴。第1支痛者,加阳白穴;第2支痛者,加四白穴;第3支痛者,加地仓穴后移1寸处（见图49）。

【方法】　患者取坐位或侧卧位,常规消毒穴位皮肤后,先以毫针针刺各穴,留针约20分钟,起针后,用闪火法将罐吸拔在下关和阳白、四白、地仓穴穴上,留罐15～20分钟,每日1～2次,10次为1个疗程。

刺络罐法

【选穴】　①太阳、地仓、攒竹穴。②太阳、颧髎、颊车穴（见图48）。

【方法】　患者取坐位,常规消毒穴位皮肤后,先取①组穴,用毫针针刺,施以捻转泻法约1分钟;然后取②组穴,消毒穴位皮肤后,用三棱针点刺数下,采用闪火法将火罐吸拔在点刺的穴位上,留罐10～15分钟,出血5毫升左右。每日

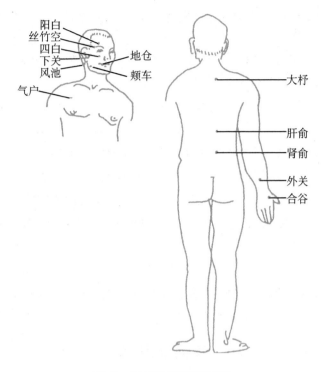

图 49　三叉神经痛吸拔部位

或隔日 1 次。

药垫拔罐法

【选穴】　气户、风池、丝竹空、颊车、肾俞、肝俞、大杼穴（见图 49）。

【方法】　患者取坐位,每次选 2 个头部穴,配以肾俞、肝俞、大杼穴,以面粉调少量玉树神油或松节油、樟脑水、薄荷水等,做成厚约 0.2 厘米的饼,贴于穴位上,然后用闪火法或抽气罐将罐吸拔其上,留罐 10～15 分钟,隔日 1 次,6 次后改为每周 1 次。

3. **注意事项** 本病要坚持治疗,注意休息,防止劳累,避免食用刺激性食物和受凉。

(三十四)肋间神经痛

1. **概述** 肋间神经痛系指一个或几个肋间部位沿肋间神经分布区发生经常性疼痛,并有发作性加剧特征。原发性者较少见,继发性者多与邻近器官的组织感染、外伤或异物压迫等有关。此外,髓外肿瘤和带状疱疹亦常引起本病。

肋间神经痛属中医学"肋痛"范畴。其病因、病机为邪犯少阳,肝气郁结,肝胆湿热而致经气失调,气血淤阻所致。

2. **拔罐部位及方法**

单纯火罐法

【选穴】 风门、肺俞、心俞、膈俞、肝俞、阿是穴。配穴:阳陵泉(见图 50)。

【方法】 患者取俯卧位,用闪火法先在背部各腧穴处拔火罐,然后再选择疼痛明显肋间部位及周围,拔 2～4 罐,最后拔配穴,留罐 10～20 分钟。每日 1 次。

刺络配密排罐法(1)

【选穴】 疼痛区域及支沟、患侧阳陵泉或悬钟穴(见图50)。

【方法】 患者取侧卧位,患侧向上,在疼痛区域可涂红花油、风湿油于皮肤上,采用闪火法密排火罐,或在疼痛区域常规消毒皮肤后,用皮肤针罐叩刺至微出血,以闪火法将火罐密排吸拔于叩刺部位,下肢各穴采用出针罐法或刺络罐法,留罐15~20分钟,每日1~2次。

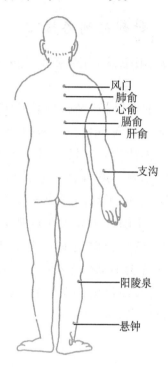

图 50　肋间神经痛吸拔部位

刺络配密排罐法(2)

【选穴】　背部脊柱正中线和患侧膀胱经上寻找结节、条索状物或压痛点。

【方法】 患者取俯卧位,取背部正中线及患侧膀胱经上的结节等,常规消毒背部皮肤后,用皮肤针重叩出血,然后用闪火法将罐吸拔其上,吸拔出血,留罐 15~20 分钟,每 3 日 1 次。

针刺配刺络罐法

【选穴】 内关、阳陵泉、阴陵泉、阿是穴(见图 45,图 47,图 50)。

【方法】 患者取仰卧位,消毒穴位皮肤后,先以毫针捻转进针法针刺患侧内关穴,用提插泻法使针感向上肢放散,并令患者深呼吸。再针刺阳陵泉透阴陵泉穴,用捻转泻法使针感向下传导,留针 30~60 分钟。起针后用梅花针由轻而重地叩刺疼痛最明显处,至局部皮肤明显发红并有轻微出血时,选大小适宜火罐用闪火法吸拔在点刺部位,留罐 10~15 分钟,待皮肤淤血呈紫红色时起罐。每日针刺 1 次,隔日拔火罐 1 次,6 天为 1 个疗程,间隔 2 天可行第 2 个疗程。

3. 注意事项 在治疗的同时,对引起本病的原发病进行积极治疗。注意休息,避免劳累。

十二、外科疾病拔罐疗法

（一）落枕

1. 概述　落枕是指急性单纯性颈项强痛、活动受限的一种病证。多于早晨起床后，颈部强直，不能左右转动或环顾，患部酸痛，并可向同侧肩部及上臂扩散。

本病多因颈部过度疲劳，睡眠时姿势不当，风寒湿邪侵袭经络，致使气血不和，筋脉拘急而致病。

2. 拔罐部位及方法

单纯火罐法

【选穴】　大椎、风池、悬钟、阿是穴（图51）。

【方法】　患者取坐位，以闪火法将罐吸拔在穴位上，留罐15分钟。每日1次。

走　罐　法

【选穴】　患侧颈背。

【方法】　患者取坐位，在患侧部位涂以风湿油，用闪火法将罐吸拔在患部，进行推拉走罐，以患部皮肤潮红为度，然后将罐留在痛处，留罐10～15分钟。每日1次。

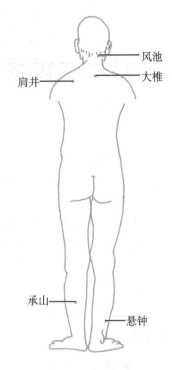

图51 落枕吸拔部位

　　另外,可在患侧寻找压痛点,然后在相对的健侧部位施针,在患侧走罐。此病可1次治愈。

刺络罐加灸法

　　【选穴】 阿是穴为主,配风池、肩井穴(见图51)。

　　【方法】 患者取坐位,医者先用掌根在患者压痛明显处揉按片刻,然后常规消毒皮肤,左手绷紧皮肤,右手将三棱针快速点刺3~5针,使之出血,用闪火法将火罐吸拔在点刺部位,留罐10~20分钟,吸拔出血2~5毫升。起罐后将艾条点燃,在拔罐部位施以温和灸法,以施灸周围皮肤红润,患者有温热感为度。每日治疗1次。

留 针 罐 法

【选穴】 承山穴(见图51)。

【方法】 患者取俯卧位,常规消毒穴位皮肤后,用2寸毫针直刺穴中,得气后,施以捻转提插泻法,留针;然后用闪火法将火罐吸拔在留针的穴位上,留针罐15～20分钟。每日1次,一般1～2次即愈。

3. **注意事项** 患者治疗后需进行活动,并注意保暖以防受凉,平时要注意睡眠姿势,枕头不要过高,养成良好的睡眠习惯。

(二)颈椎病

1. **概述** 颈椎病又称颈椎综合征,是由颈部劳损导致颈椎骨质增生,颈椎韧带钙化,颈椎间盘萎缩等退行性改变,并且影响到颈部神经根、颈部脊髓或颈部重要血管而产生的骨科常见疾病。其主要症状特点为颈肩臂疼痛、麻木,部分患者有头晕、行走不稳和肌肉萎缩。

此病属中医学颈部“伤筋”范畴。其病因、病机为积劳成伤,气血阻滞,风寒湿邪乘虚而入,阻于经络,久则肝肾亏虚,经脉失养,筋骨痿弱所致。

2. **拔罐的部位及方法**

刺络罐法(1)

【选穴】 大椎穴(图52)。

【方法】 患者手扶椅背倒坐,充分暴露背部,消毒穴周皮肤后,用梅花针重力叩刺穴位,以局部轻度出血为度,用闪火法将大号火罐吸拔在叩刺的穴位上,留罐 10~15 分钟,待拔罐部位充血发紫,并拔出少量淤血或黏液 5~10 毫升。隔 2 日 1 次。10 次为 1 个疗程。

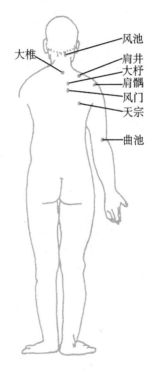

图 52　颈椎病吸拔部位

刺络罐法(2)

【选穴】　大杼穴(见图 52)。

【方法】 患者取坐位,医者先用双手拇、示指在其穴周上下向其中央推按,使血液积聚于针刺部位。消毒穴位皮肤后,医者左手拇、示、中指夹紧穴位皮肤,右手持三棱针快速刺入1~2分深,随即将针退出;出针后立即施闪火法将罐吸拔在点刺部位,以渗血为度,留罐10~15分钟。隔日1次,10次为1个疗程,每个疗程间隔1周。

出 针 罐 法

【选穴】 大椎穴(见图52)。

【方法】 患者取俯伏坐位,消毒穴位皮肤后,用2寸毫针,针尖向上斜刺1~1.5寸,以双侧肩胛部及头颈部有酸、胀、麻感为宜。施以捻转手法,一般留针1~2分钟即可。起针后,可用贴棉法将罐吸拔在大椎穴上,留罐30分钟。每日1次,7~10次为1个疗程。

针刺加贮药罐法

【选穴】 颈椎两侧夹脊穴。

【方法】 患者取俯卧位,消毒穴位皮肤后,先在颈椎两侧夹脊穴进行针刺,得气后出针。然后令患者侧卧位,取大号玻璃罐,盛贮1/3药液(独活15克,威灵仙20克,桂枝20克,秦艽15克,细辛5克,防风15克,川芎15克,红花20克,姜黄15克,乳香10克,没药10克,延胡索15克,葛根30克,川乌5克,草乌5克,白芍15克,甘草10克,常规煎药法,取汁150毫升,盛于瓶中备用2~3日),用闪火法将药罐吸拔在颈椎处,然后再令患者平卧,留罐30~40分钟后,再令患者侧卧即可起罐。每日1次,12次为1个疗程。

煮 药 罐 法

【选穴】 风池、大杼、风门穴；配穴天宗、肩井、肩髃、曲池穴(见图52)。

【方法】 患者取坐位，取上穴施以煮药罐法。

药罐处方：艾叶、防风、杜仲、麻黄、木瓜、川椒、穿山甲、土鳖虫、羌活、苍术、独活、苏木、红花、桃仁、透骨草、千年健、海桐皮各10克，乳香、没药各5克。

将上药加水煮沸后，再入竹罐煮1～3分钟，取出后用干毛巾擦去水分，迅速吸拔在穴位上，留罐10～20分钟，每日或隔日1次，10次为1个疗程。

3. **注意事项** 避免长时间低头屈颈工作，经常做颈部及肩部功能锻炼，避免感受风寒，枕头高低应适中。

(三)肩周炎

1. **概述** 肩关节周围炎是肩关节囊和关节周围软组织的一种退行性炎症性疾病，以50岁左右者多见，故又名"五十肩"，女性多于男性。临床特点为逐渐出现一侧肩痛和肩关节活动受限，亦可为双侧性。

本病属中医学"漏肩风""肩凝症"等病范畴。其原因、病机为血虚不能养筋，复感风寒湿邪，凝滞经络或过度劳伤，血淤凝滞不通而致。

2. **拔罐部位及方法**

单 纯 火 罐 法

【选穴】 患侧部位压痛点。

【方法】 患者取坐位或侧卧位,先在患侧找出压痛点,医者按揉片刻,然后用闪火法将罐吸拔在压痛点处及肩周围,留罐10～15分钟。每日1次,10次为1个疗程。

刺络罐法(1)

【选穴】 ①大椎、肩髃、阿是穴。②身柱、肩贞、阿是穴。③大椎、天宗、阿是穴(图53)。

【方法】 各组穴均采用刺络罐法,患者取坐位,常规消毒穴位皮肤后,先用三棱针在穴位上点刺或用皮肤针叩刺,然后用闪火法将罐吸拔在穴位上,留罐10分钟。每次1组穴,每日1次,10次为1个疗程。

刺络罐法(2)

【选穴】 天宗穴(见图53)。

【方法】 患者取坐位,消毒穴位皮肤后,医者先在其穴周上下用双手拇、示指向其中央推按,使血液积聚在针刺部位,医者用左手捏紧穴位皮肤,右手持三棱针快速点刺入1～2分深,随即将针退出,出针后立即用闪火法将大号火罐吸拔在穴位上,留罐5～10分钟,出血10毫升左右,起罐后用棉球擦净皮肤即可。急性者每日1次,3～5次即愈;慢性者隔2～3日1次,5次为1个疗程,每个疗程间隔5日。

留 针 罐 法

【选穴】 患侧阿是穴、健侧对应点(只针不拔罐)。

【方法】 患者取坐位,消毒肩周皮肤后,在健侧与患侧压痛点相同的部位,进行针刺,待患侧疼痛减轻或消失后,起

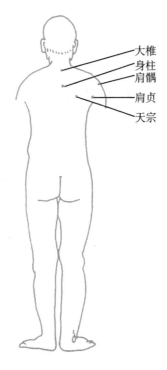

大椎
身柱
肩髃
肩贞
天宗

图 53　肩周炎吸拔部位

针。然后在患侧阿是穴处针刺,用闪火法将罐吸拔在施针的穴位上,留针、罐 20 分钟,每日 1 次。此法对肩周炎有显著的治疗效果,能在 2～3 分钟内止痛,并可改善功能活动。

煮 药 罐 法

【选穴】　阿是穴。

【方法】　用直径 4～10 厘米的竹罐经药汁(透骨草、防风、川乌、草乌、荆芥、独活、羌活、寄生、艾叶、红花、牛膝、川椒各 100 克煎煮取汁)煮沸后,捞出用毛巾抹干药液,迅速将罐吸拔于疼痛部位,留罐 15～20 分钟。每日 1 次。

3. **注意事项** 拔罐法对本病有明显的治疗作用,在治疗期间要加强功能锻炼,同时注意肩部保暖,避免过度劳累。

(四)腱鞘囊肿

1. **概述** 腱鞘囊肿常发于关节、肌腱附近,多附着于关节囊上或腱鞘内,或与关节腔、腱鞘相沟通。囊壁由纤维组织构成,内膜与关节滑膜相似,囊内为胶样黏液。囊肿呈单房性或多房性,好发于腕、踝关节背面,与外伤或劳损有一定关系,多见于女性。囊肿发展缓慢,呈圆形或椭圆形,高出皮面,初起质软,触之有轻度波动感,日久纤维化后,肿物缩小变硬,按之有酸胀感。

中医学认为,此病系由筋膜劳损,气滞血瘀,经脉不通所致。

2. **拔罐部位及方法**

火针出针罐法

【选穴】 囊肿部位。

【方法】 施以火针出针罐法。先在囊肿部位用碘酒、酒精消毒,然后将火针烧红迅速从囊肿顶端刺入,穿过囊壁便立即出针,迅速将罐具吸拔其上;亦可以粗毫针在囊肿基底部的前、后、左、右及其顶端各刺 1 针,穿过囊壁,摇大针孔出针后立即拔罐。留罐 20 分钟,可吸出少许黏液。施治后局部加压包扎约 1 日。不愈者,1 周后再施治 1 次。

毫针出针罐法

【选穴】 囊肿部位。

【方法】 暴露患部，严格消毒皮肤后，先用毫针从囊肿顶端刺入，穿过基底部囊壁，再用毫针从囊肿四周分别斜刺至基底部，摇大针孔后出针，然后用闪火法将罐吸拔在囊肿部位，留罐 20 分钟，以吸出少许黏液为度，起罐后用无菌纱布加压包扎。隔 2～3 日治疗 1 次。

3. 注意事项 在进行拔罐时要求严格消毒，施治后用无菌纱布包扎，以防伤口感染。治疗期间避免劳累以防复发。

（五）网球肘

1. 概述 网球肘又称肱骨外上髁炎、滑囊炎，是一种常见多发病。由于某些工作需反复屈伸肘关节及前臂旋前旋后活动，引起桡侧腕伸肌肌点损伤，致使肘关节之桡背部疼痛，表现患肢乏力，持物受限，夜痛较甚，疼痛局限于肱骨外髁之背侧。

中医学认为，本病属肘痹，其因肘部强力屈扭，震荡使经气损伤，气滞血瘀所致，可因损伤后受寒而发作。

2. 拔罐部位及方法

刺络罐法（1）

【选穴】 压痛点。

【方法】 选准压痛点，常规消毒穴位皮肤，用三棱针对准压痛点迅速刺入约半分至 1 分，随即退出，以出血为度，然后用闪火法将小号火罐吸拔在点刺部位，留罐 10～15 分钟，吸拔出血 2 毫升。每 3～5 日 1 次，一般治疗 3 次。

刺络罐法（2）

【选穴】 曲池、手三里穴、肘尖（压痛点）（图54）。

【方法】 患者取平卧位,屈肘将手置于胸前暴露患部,常规消毒穴位皮肤后,先用毫针针刺穴位,用捻转手法,中等刺激,使针感向四周放散。起针后在患处用皮肤针轻轻叩打,以皮肤微出血为度,然后用闪火法将罐吸拔在叩刺部位,留罐10～15分钟。每日或隔日治疗1次。

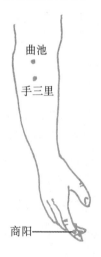

图54 网球肘吸拔部位

刺络罐配贴灸法

【选穴】 肱骨外上髁压痛点。

【方法】 在肱骨外上髁上方压痛点处,常规消毒后,用梅花针在其痛点及周围皮肤（直径2～3厘米）上下反复叩刺,直至局部皮肤出血及点状渗血。随之取直径 2.5～4 厘米抽气罐置于被叩打部位皮肤,以抽气球反复抽出罐内空气,使罐紧紧吸附于皮肤上,留罐约 10 分钟,留罐期间间断抽吸罐内残气 2 次。起罐后用干棉球擦净污血。取乌虫散(川乌、土鳖虫各 5 克,乳香、没药各 10 克,血竭 5 克,上药研为细末,装瓶备用)贴患处,以 7 厘米×10 厘米大小麝香壮骨膏固定(其他关节镇痛膏亦可),再用艾条在敷贴处悬灸10 分钟。间隔 4～5 日重复上述治疗 1 次,2 次为 1 个疗程。

3. 注意事项 治疗期间注意休息,避免患肢旋转、用力及腕关节屈伸运动。

(六)肋软骨炎

1. 概述 肋软骨炎是一种肋软骨非化脓性炎症。多见于青年女性,其主要症状为单侧或双侧肋软骨隆起、隐痛或刺痛,劳累后加重。本病病因还不清楚,但发病往往与外伤、突然过力劳作、胸部慢性震动及呼吸道感染有关。

本病属中医学"胸痛""胸痹"等病证范畴。其病因、病机为挫闪撞击,外伤筋骨或风寒袭络,气血痹阻所致。

2. 拔罐部位及方法

刺 络 罐 法

【选穴】 ①大椎、阿是穴。②身柱、阿是穴(图 55)。

【方法】 患者取仰卧位,取以上穴,采用刺络罐法。常规消毒穴位皮肤后,先用三棱针在穴位上点刺,然后用闪火法将罐吸拔在点刺的穴位上,留罐 10 分钟,每次 1 组,每日或隔日 1 次。

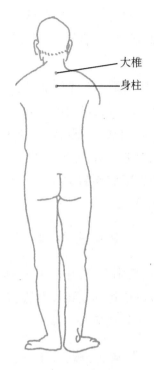

大椎

身柱

图 55　肋软骨炎吸拔部位

3. 注意事项　在治疗期间要注意休息，避免劳累，不要碰撞或用手按压患处。

（七）腰部软组织劳损

1. 概述　腰部软组织劳损是指腰部肌肉、筋膜与韧带软组织的慢性损伤，是腰腿痛中最常见的疾病，有人称为功能性腰痛。其原因为：①长期弯腰工作或工作姿势不良，腰肌长时间处于牵伸状态，形成积累性的劳损变性；②急性腰肌损伤治疗不及时或治疗不当，损伤组织未得到充分修复，而遗留慢性腰痛;③腰椎或下肢先天或后天畸形等,使肌肉的起止点发生异常,或该部活动不平衡而导致劳损。其主要症状为腰部酸痛或胀痛。

本病属中医学"腰痛""腰部伤筋"等范畴。系由于劳逸不当,筋骨活动失调,气血运行不畅,导致筋膜松弛,瘀血凝滞;或汗出当风,寒湿侵袭,痹阻督带,久而不散;以及急性腰扭伤或五旬以上中老年人,肝肾亏虚,骨髓不足,气血运行失调,督带俱虚,筋骨痿弱而致。

2. 拔罐部位及方法

单纯火罐法

【选穴】 肾俞、腰阳关、委中、命门、阿是穴(图56)。

【方法】 患者取俯卧位,用闪火法将罐吸拔在穴位上,留罐10~15分钟,每日或隔日1次。

走 罐 法

【选穴】 腰段的足太阳膀胱经循行部位(见图56)。

【方法】 患者取俯卧位,暴露腰部,用祛风药酒、风湿油等涂在脊柱两侧经脉循行部位,然后用闪火法将火罐吸拔在腰部,沿脊柱两侧进行走罐,至局部皮肤深红为度,每日或隔日1次。

刺 络 罐 法

【选穴】 阿是穴、委中穴(见图56)。

【方法】 患者取俯卧位,暴露腰部及下肢,常规消毒穴位皮肤后,用皮肤针重叩出血,然后用闪火法将罐吸拔在叩

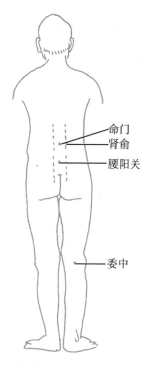

命门

肾俞

腰阳关

委中

图 56　腰部软组织劳损吸拔部位

刺部位上,留罐 10～15 分钟。每日或隔日 1 次。

出针罐法

【选穴】　中极穴(见图 46)。

【方法】　患者取仰卧位,消毒穴位皮肤后,用 2 寸毫针快速刺入穴中 1.5 寸左右,施以提插捻转泻法,待局部产生酸、麻、胀的气感后,留针 5 分钟,出针;然后用闪火法将火罐吸拔于穴位上,留罐 5～10 分钟。一般 1～2 次即愈。

煮 药 罐 法

【选穴】 肾俞、腰阳关、委中、命门、阿是穴(见图56)。

【方法】 患者取俯卧位,取上穴施以煮药罐法。处方:艾叶、防风、杜仲、麻黄、木瓜、川椒、穿山甲、土鳖虫、羌活、苍术、独活、苏木、红花、桃仁、透骨草、千年健、海桐皮各10克,乳香、没药各5克。将上药加水煮沸后,再入竹罐煮1~3分钟,将竹罐取出后用干毛巾擦去水分,迅速吸拔在穴位上,留罐10~20分钟,每日或隔日1次,10次为1个疗程。

3. **注意事项** 患者在治疗期间要加强腰肌锻炼,纠正不良姿势,避免受凉,减少房事。

(八)急性腰扭伤

1. **概述** 急性腰扭伤是指腰部的肌肉、筋膜、韧带或小关节,因过度扭曲或牵拉所致的损伤,多由搬抬重物用力过猛或身体突然旋转而引起。临床表现为腰痛剧烈,腰不能挺直,俯、仰、转侧均困难。

本病属中医学"闪腰岔气""伤筋"范畴。其病因、病机为负重不当或过度扭曲而致关节筋肉络脉受损,气血壅滞所致。

2. **拔罐部位及方法**

刺络罐法(1)

【选穴】 命门、肾俞、阿是穴(见图56)。

【方法】 患者取俯卧位,取上穴及腰部压痛点,常规消毒穴位皮肤后,先用三棱针在穴位上点刺,然后用闪火法将罐具吸拔在穴位上,留罐5～10分钟,每日或隔日1次。

刺络罐法(2)

【选穴】 腰阳关、委中、阿是穴。(见图56)

【方法】 患者取俯卧位,取上穴及腰部压痛点,常规消毒穴位后,先用三棱针在穴位上点刺,然后用闪火法将罐具吸拔在穴位上,留罐5～10分钟,每日或隔日1次。

刺络罐法(3)

【选穴】 肾俞穴(见图56)。

【方法】 患者取坐位,消毒穴位皮肤后,医者先在其穴周上下用双手拇、示指向其中央推按,使血液积聚在针刺部位,医者用左手捏紧穴位皮肤,右手持三棱针快速点刺入1～2分深,随即将针退出,出针后立即用闪火法将大号火罐吸拔在穴位上,留罐20～30分钟,出血5～10毫升,起罐后用棉球擦净皮肤即可。急性者每日1次,3～5次即愈;慢性者隔2～3日1次,3～5次即愈。

针刺加走罐法

【选穴】 腹部对应点,腰部压痛点。

【方法】 患者先取仰卧位,取腰痛点与腹部相对应点,常规消毒皮肤后,用毫针在腹部行针,得气后出针,此时腰痛可缓解;然后变换体位为俯卧位,在腰痛部位涂抹红花油,将火罐吸拔在腰部进行推拉走罐,至皮肤潮红为度。此方法对急性腰痛有特殊效果,大都1次即可治愈,还可用于急性腰椎间盘突出症,其疗效相同。

留 针 罐 法

【选穴】 阿是穴。

【方法】 患者取俯卧位,在腰部扭伤部位寻找压痛点即阿是穴,用 1.5 寸毫针直刺 1 寸,得气后用大号火罐以闪火法,将火罐扣在针刺部位上。双侧同时施治,留针、罐 20 分钟。起罐后轻微按压几次即可。

3. **注意事项** 在治疗后不可过度活动,注意休息,应卧硬板床,防止腰部受寒。

(九)腰椎间盘突出症

1. **概述** 腰椎间盘突出症又称腰椎间盘纤维环破裂症。现代医学认为,病因是腰椎间盘退行性病变、腰外伤、积累性劳损,使纤维环部分或完全破裂,髓核向椎管内突出,压迫或刺激神经根和脊髓而引起腰腿疼痛综合征。临床发现,大多数纤维环破裂都发生在第 4~5 腰椎和第 5 腰椎至第 1 骶椎之间的椎间盘,多发于青壮年,多数患者有急性腰扭伤和慢性劳损引起腰痛史;有的患者无外伤史,只是猛烈咳嗽或打喷嚏、或夜间睡觉时受风寒而引起发病。此病疼痛轻重不一,重者影响翻身和站立,疼痛沿坐骨神经分布区放射,久病后小腿后外侧及足背、足跟、足掌等处会有麻木和感觉减退。

本病属中医学"痹证""腰痛"范畴,与外感风寒湿邪、跌仆劳损,致使气血凝滞、筋脉不利、肾气不足有关。

2. **拔罐部位及方法**

刺络罐法(1)

【选穴】 腰椎间盘突出部位为主穴,腰部两侧骶棘肌和患病下肢的明显压痛点为配穴阿是穴。

【方法】 患者取俯卧位或适当体位,消毒穴位皮肤后,用七星针叩刺主穴和1～2个配穴,叩刺至皮肤出血,然后用闪火法将火罐吸拔在主穴和配穴上,留罐10分钟,起罐后擦干血迹即可。每3天1次,10次为1个疗程。

刺络罐法(2)

【选穴】 胸$_{2～5}$夹脊、腰骶部、疼痛部位及经脉循行周围、压痛点。

【方法】 患者取俯卧位,常规消毒局部皮肤后,用梅花针重叩局部皮肤,尤以在夹脊穴处做重点叩打,使皮肤发红微出血,然后以闪火法将火罐吸拔在叩刺部位上,留罐15～20分钟,如拔出少量淤血则疗效更佳。隔日1次,10次为1个疗程。

留针罐法

【选穴】 环跳、昆仑、阳陵泉、委中、腰$_{4～5}$夹脊穴、关元俞、大肠俞(图57)。

【方法】 患者取侧卧位,常规消毒穴位皮肤后,先取毫针针刺夹脊、环跳穴(可深刺),使用提插捻转泻法,使针感传至足部。其他穴位针刺以有针感为度,留针20分钟,每10分钟行针1次。然后以闪火法将火罐吸拔在留针部位,留针、罐15～20分钟,每日1次,2周为1个疗程。

3. 注意事项 本病患者在急性期宜卧硬板床休息,如病情好转时宜结合适当活动,但必须防止过度屈伸及弯腰负重,以免复发。同时患者下肢、腰部均宜做好保温,避免风寒

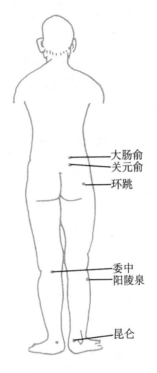

大肠俞
关元俞
环跳

委中
阳陵泉

昆仑

图 57　腰椎间盘突出症吸拔部位

湿邪不良刺激。

(十)坐骨神经痛

1. 概述　坐骨神经痛系一综合征,其临床表现为坐骨神经通路及其分布区(臀部、大腿后侧、小腿后外侧和足部外侧)内的疼痛。有原发性和继发性两类。原发性坐骨神经痛即坐骨神经炎,主要是间质炎,多因肌炎及纤维组织炎在感染时受冷而诱发;继发性坐骨神经痛是由于椎间盘脱出、腰骶骨质增生等,使坐骨神经通路受累所致。患者多为成人,常为一侧受害。疼痛多由臀部或髋部开始,向下沿大腿后侧、腘窝、小腿外侧和足背部外侧扩散,在持续性钝痛的基础上有发作性加剧;根性坐骨神经痛常从腰部开始向下放射。

本病属中医学"痹证"范畴。其病因、病机为风、寒、湿之邪客于足少阳经脉,致使该经气血阻滞所致。

2. 拔罐部位及方法

单纯火罐法

【选穴】 肾俞、大肠俞、环跳、承扶、殷门、委中、阳陵泉、志室、次髎穴(图58)。

【方法】 患者取适当体位,每次选3～5穴,用闪火法将火罐吸拔在穴位上,留罐10分钟左右。每日1次,或隔日1次。

留针罐法

【选穴】 ①气海俞、环跳、殷门穴。②关元俞、秩边、居髎穴(见图58)。

【方法】 患者取侧卧位,消毒穴位皮肤后,用毫针针刺穴中,得气后,立即将火罐吸拔在针刺的部位,留针、罐10分钟。一般治疗1次即可见效。

针配罐法

【选穴】 阿是穴及其对应点。

【方法】 首先在患肢寻找明显压痛点即阿是穴,治疗取健侧肢与患肢阿是穴相对应的部位进行针刺,施以提插捻

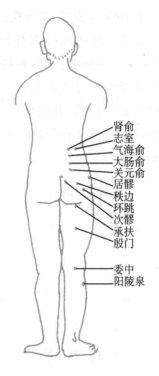

肾俞
志室
气海俞
大肠俞
关元俞
居髎
秩边
环跳
次髎
承扶
殷门

委中
阳陵泉

图58　坐骨神经痛吸拔部位

转,留针 30～60 分钟,每 10 分钟行针 1 次,同时在患肢阿是穴以快速针刺法(不留针)针刺,用闪火法拔罐 10～15 分钟,起罐后再用艾条灸 5～10 分钟。每日 1 次,10 次为 1 个疗程,疗程间隔3～5 日。

刺 络 罐 法

【选穴】　①气海俞、环跳、殷门穴。②关元俞、秩边、居髎穴(见图58)。

【方法】 患者取俯卧位,施以刺络罐法。常规消毒穴位皮肤后,先用三棱针在穴位上点刺,然后用闪火法将罐具吸拔在穴位上,留罐 10～15 分钟,每次 1 组穴,隔日 1 次。

药 罐 法

【选穴】 阿是穴。

【方法】 在下肢疼痛分布区域内寻找压痛敏感点,在此点处施用煮药罐法,用直径 4～10 厘米不等的竹管,经药汁(透骨草、防风、川乌、草乌、荆芥、独活、羌活、寄生、艾叶、红花、牛膝、桂枝、川椒各 100 克)煮沸后按疼痛部位行拔罐治疗。病情较重者行强化的、沿经络走行密排灌,每次留罐 15～20 分钟。

3. 注意事项 治疗期间应卧床休息、注意保暖。疼痛消失后适当进行活动,防止劳累,以免复发。

(十一)膝关节痛

1. 概述 膝痛是指膝关节部疼痛而言。该症以膝关节的酸痛、屈伸不利,甚至关节肿大,灼热等为主要表现。常见于现代医学的膝部损伤,急、慢性风湿性关节炎,髌骨滑囊炎,侧副韧带炎,膝关节增生等疾病。

本病属中医学"痹证"范畴。其病因、病机为寒湿痹阻经脉或湿热流注所致。

2. 拔罐部位及方法

刺 络 罐 法(1)

【选穴】 大杼穴(图59)。

【方法】 患者取俯伏位,暴露背部,消毒穴位皮肤后,用三棱针点刺穴位出血,然后用闪火法将火罐吸拔在穴位上,留罐10分钟,出血量10～15毫升。隔日1次,7次为1个疗程,重症可持续2个疗程。

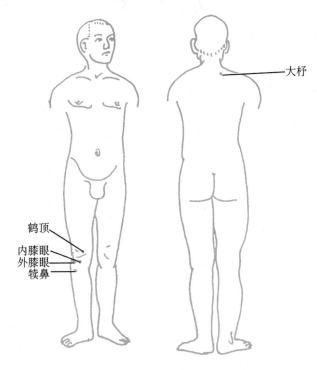

图59　膝关节痛吸拔部位

刺络罐法(2)

【选穴】 病变部位附近阿是穴。

【方法】 在选择治疗部位(患部)常规消毒后,用皮肤针叩刺,然后用闪火法将火罐吸拔在叩刺部位,使拔后皮肤红晕或少量出血,留罐10～15分钟。2～4天施治1次,5次为1个疗程。

刺络罐法(3)

【选穴】 阿是穴。

【方法】 患者取俯卧位,多选用膝关节腘窝处,局部皮肤常规消毒后,在患病关节周围叩刺,使皮肤发红并微出血,然后用闪火法将罐吸拔在叩刺部位,留罐10～15分钟,如拔出少量瘀血,则疗效更佳。

出 针 罐 法

【选穴】 内膝眼、外膝眼、鹤顶、阿是穴、犊鼻穴(见图59)。

【方法】 患者取仰卧位,常规消毒穴位皮肤后,用毫针针刺穴位,得气后施以平补平泻手法,留针15～20分钟,起针后用闪火法将火罐吸拔在穴位上,留罐15分钟。1～2日治疗1次,15天为1个疗程。

3. 注意事项 患者平时要注意保暖,避免膝关节过度用力负重,以免加重病情。

(十二)类风湿关节炎

1. 概述 类风湿关节炎是一种结缔组织的非化脓性炎症,以关节部位为主,但也可累及其他器官。现代医学认为,本病可能与感染和自体免疫有关,而寒冷和潮湿是本病的两个重要诱发因素。主要临床表现为四肢小关节疼痛、肿胀,女性多于男性。

本病属中医学"痹证"范畴。其病因、病机为素体虚弱，卫阳不固，感受风寒湿邪，流注经络关节，气血运行不畅所致。

2. 拔罐部位及方法

单纯火罐法

【选穴】 ①大椎、膈俞、脾俞、血海、气海穴。②肩髃、曲池、外关穴。③环跳、阳陵泉、昆仑穴。④身柱、腰阳关穴（图60）。上肢受累取①②组穴；下肢受累取①③组穴；脊柱关节受累取①④组穴。

【方法】 根据病情选用各组穴位，均施以单纯罐法，用闪火法或投火法将罐吸拔在穴位上，留罐10分钟，每日1次。

刺络罐法

【选穴】 背部督脉及足太阳膀胱经循行路线。

【方法】 患者取俯卧位，常规消毒背部皮肤后，用梅花针叩刺背部督脉及足太阳膀胱经循行路线，至皮肤出血，然后用闪火法将火罐密排在叩刺的部位，留罐20分钟，吸拔出血水5～10毫升。隔日1次，10次为1个疗程。

发疱罐法

【选穴】 背部督脉及足太阳膀胱经循行路线。

【方法】 患者取俯卧位，消毒背部皮肤后，用闪火法或投火法将玻璃火罐吸拔在背部督脉及足太阳膀胱经循行路

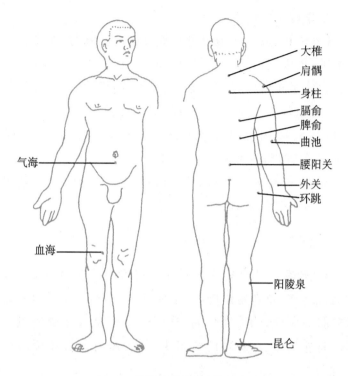

图60　类风湿关节炎吸拔部位

线上,留罐 20～30 分钟,见吸拔部位起疱后起罐,然后用无菌针灸针穿透水疱放出水液即可。每隔 3～4 天治疗 1 次。本法能提高患者的免疫功能,疗效突出。

煮　药　罐　法

【选穴】　①大椎、膈俞、脾俞、血海、气海穴。②肩髃、曲池、外关穴。③环跳、阳陵泉、昆仑穴。④身柱、腰阳关穴(见图 60)。上肢受累取①②组穴;下肢受累取①③组穴;脊柱关节受累取①④组穴。

【方法】 取上穴施以煮药罐法(方药:麻黄、祁艾、防风、川木瓜、川椒、竹茹、秦艽、透骨草、穿山甲、乳香、没药、土鳖虫、川乌、千年健、钻地风、羌活、苍术、防己、当归尾、刘寄奴、乌梅、甘草各 10 克)。上药煎熬 1 小时后,下竹罐煮 1~3 分钟,取出竹罐用毛巾擦去水分,迅速吸拔在穴位上,留罐 10~20 分钟,每日或隔日 1 次,以上三组穴交替使用。

3. 注意事项 本病要坚持治疗,治疗期间应配合功能锻炼,急性期应卧床休息。

(十三)足跟痛症

1. 概述 足跟痛症多见于中老年人。轻者走路、久站才出现疼痛;重者足跟肿胀,不能站立和行走,平卧时亦有持续酸胀或刺样、灼热样疼痛,痛时甚至牵扯及小腿后侧。病因与骨质增生、跗骨窦内软组织劳损、跟骨静脉压增高等因素有关。

中医学认为,本病系年老肾虚,体质虚弱,肾阴阳俱亏,不能温煦和滋养足少阴肾经循行路上的筋骨,跟骨失养,致使劳损而发生疼痛,或因风、寒、湿邪侵袭,致使气滞血瘀,经络受阻而发生疼痛。

2. 拔罐部位及方法

刺 络 罐 法

【选穴】 患侧涌泉、昆仑、太溪、照海、承山穴,或小腿下段后侧压痛点(图 61)。

【方法】 取上穴,常规消毒穴位皮肤后,用三棱针或皮肤针叩刺穴位,使其微出血,然后用闪火法将火罐吸拔在点刺的穴位上,留罐 10～15 分钟。每日或隔日 1 次。

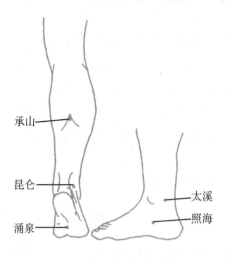

图 61　足跟痛症吸拔部位

涂 药 罐 法

【选穴】　患侧涌泉、昆仑、太溪、照海、承山穴,或小腿下段后侧压痛点(见图 61)。

【方法】　首先在穴位处涂以风湿油、红花油或补肾活血的药液,然后用闪火法在穴位上吸拔火罐,留罐 15 分钟。施治后,以川芎细末装入与足跟相应大小的薄布袋内,药厚约 2 毫米,缝上袋口,然后再将药袋缚系足跟痛点上,在走路、睡眠时也不要解除,每 2 日换药 1 次。

3. **注意事项**　本病在治疗的同时,可配服补肾的药物,如六味地黄丸。宜穿软底鞋或在患侧的鞋内放置海绵垫。

局部每天可热敷或用温水浸足。

（十四）肾绞痛

1. 概述　肾绞痛是肾及输尿管结石的主要症状。肾绞痛常因激烈运动和大量饮水而诱发,表现为腰部或腹部阵发性绞痛,可向下腹、外阴、大腿内侧放射。

本病属中医学"淋证""腹痛"等病证的范畴。其病因、病机为湿热下注,尿液浓缩成石阻塞尿路,使下焦气机郁闭不通而痛。

2. 拔罐部位及方法

刺 络 罐 法

【选穴】　①肾俞、京门、水道穴。②灵台、三焦俞、中极穴(图62)。

【方法】　患者取侧卧位,常规消毒穴位皮肤后,先用三棱针在穴位上点刺,然后用闪火法将罐吸拔在穴位上。吸拔时火力宜猛,以使吸力强,留罐5分钟,每日1~2次。待疼痛缓解后,每日施罐1次,每次1组穴。

留 针 罐 法

【选穴】　三焦俞、肾俞、志室、关元俞、三阴交、阳陵泉穴(见图62)。

【方法】　患者取俯卧位,常规消毒穴位皮肤后,用毫针针刺穴位,得气后施以泻法,然后用闪火法将火罐吸拔在针刺的穴位上,留针、罐20~30分钟。每日1次。

3. 注意事项　本法有明显的止痛作用,在治疗的同时,

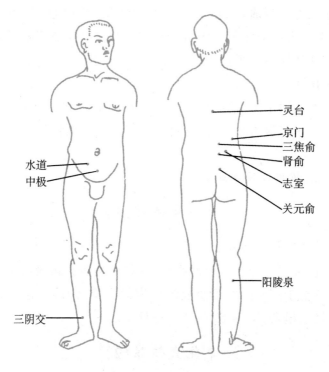

图 62　肾绞痛吸拔部位

可配合中药利尿排石,并进行跳跃活动,可有助于结石的排出。

（十五）脱肛

1. 概述　脱肛又名直肠脱垂,是指肛管、直肠向下脱出于肛门之外。多见于老年人和1－3岁的儿童。现代医学认为,本病与解剖缺陷有关,多于小儿身体发育未完全时出现脱肛或因先天性发育不全、年老久病、营养不良致盆底组织松弛无力出现脱肛;也可因习惯性便秘、长期腹泻、多次分娩、重体力劳动使腹内压增高而致脱肛。主要临床表现为排便或其他原因使腹内压增高时而发生脱肛,可自行缩回或需用手托回。

本病属中医学"脱肛"范畴。其病因、病机为素体虚弱,中气不足或劳力耗气,产育过多,大病、久病而使气虚失摄所致。

2. 拔罐部位及方法

单纯火罐法(1)

【选穴】 次髎、足三里、脾俞、肾俞、气海穴(图63)。

【方法】 患者先取俯卧位,用闪火法将火罐吸拔于穴位上,留罐15分钟;然后变换体位为仰卧位,用闪火法吸拔气海、足三里穴,留罐15分钟。每日1次。

单纯火罐法(2)

【选穴】 长强穴(见图63)。

【方法】 患者取侧卧位或屈膝卧位,采用中型火罐,因穴周有骶骨突出,表面肌肉又薄,同时尾闾肌肉凸凹不平,使火罐难以吸着,故施术前用面饼贴敷穴处,然后用投火法吸拔,留罐10~15分钟。隔1~2日1次。小儿、老人症状轻者1~2次即可痊愈,重者5~7次亦可逐渐痊愈。

刺络罐法

【选穴】 病理反应点(即压痛敏感点、结节、变色点、怒张小血管)。

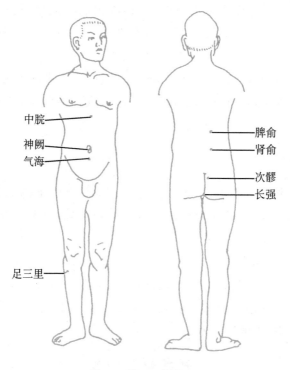

图 63　脱肛吸拔部位

【方法】　在腰骶段脊柱两侧华佗夹脊和膀胱经内侧循行线上寻找病理反应点,然后用三棱针挑刺,再用闪火法将罐吸拔在挑刺部位,留罐 10～15 分钟,每周 1 次,每次选挑 2～4 个反应点(即压痛敏感点)。同时将淘米水煮沸,待温坐浴 15～20 分钟,每日 1 次。

温灸罐法

【选穴】　神阙、中脘穴(见图 63)。

【方法】 患者取仰卧位,先以闪火法将火罐吸拔在穴位上,留罐 10～15 分钟。起罐后在神阙穴、中脘穴加温灸 5～6 壮。每日 1 次,5 次为 1 个疗程。

3. **注意事项** 本病在治疗的同时,应进行提肛训练。饮食宜清淡,勿食辛辣肥甘之品,保持大便通畅,避免过于劳累。

(十六)痔

1. **概述** 痔是直肠末端黏膜下和肛管皮下的静脉丛扩大、曲张形成的柔软静脉团。临床上以便血、痔核脱出、肿痛为主要表现。痔多见于成年人。由于发生部位不同,可分为内痔、外痔和混合痔。

中医学认为,痔者,皆因脏腑空虚,外伤风湿,内蕴热毒,以致气血下坠,结聚肛门,宿滞不散而突出为痔也。

2. **拔罐部位及方法**

刺络罐法(1)

【选穴】 大肠俞穴(图 64)。

【方法】 患者取俯卧位,两侧大肠俞穴皮肤消毒后,用小号细三棱针垂直快速刺入一侧大肠俞穴中,深度视患者形体胖瘦而定,一般深 0.5～1 寸。进针后将针体左右摇摆拨动 5～6 次,使同侧下肢有明显酸胀放射感时起针,迅速用闪火法将大玻璃火罐吸拔在针孔处(另一侧操作相同),留罐 20 分钟。起罐后用消毒干棉球擦净污血,用酒精棉球压迫针孔,胶布固定。每隔 3 日治疗 1 次,3 次为 1 个疗程。

刺络罐法(2)

【选穴】 长强穴(见图 63)。

【方法】 患者取俯卧位,常规消毒穴位皮肤后,左手将穴位皮肤捏紧,右手持三棱针对准穴位快速进针,挑破脉络后再以闪火法将罐吸拔在穴位上,留罐 10～15 分钟。每日 1 次,5 次为 1 个疗程。

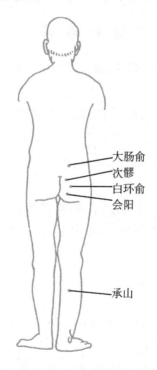

大肠俞
次髎
白环俞
会阳

承山

图 64 痔疮吸拔部位

刺络罐法(3)

【选穴】 腰骶部皮肤特异点(特征为微红色或粉白色,稍隆起如针帽大小)。

【方法】 每次选特异点 2～3 处,常规消毒局部皮肤后,用三棱针点刺,使之出血,然后用闪火法将火罐吸拔在点刺部位,留罐 10～15 分钟,隔日 1 次,6 次为 1 个疗程。

留 针 罐 法

【选穴】 会阳、白环俞、大肠俞、次髎、承山穴(见图64)。

【方法】 患者取俯卧位,取以上各穴。常规消毒穴位皮肤后,以毫针针刺穴位,待得气后,立即用闪火法将罐吸拔在针刺部位,留针、罐 10～20 分钟,每日 1 次,6 次为 1 个疗程。

3. **注意事项** 本病患者平素宜多食新鲜蔬菜,忌食辛辣。加强提肛功能锻炼,养成定时排便习惯,以保持大便通畅,防止便秘。

(十七)疖病

1. **概述** 疖病是指多个疖在身体各处同时散在发生或先后反复发生的疾病。好发生于青壮年及糖尿病患者。此病是金黄色葡萄球菌从皮肤毛孔侵入毛囊及所属皮脂腺引起的急性化脓性感染。临床表现为身体各处反复发生散在的圆锥形隆起,红肿热痛,有脓栓,脓出即愈。

本病属中医学“坐板疮”“发际疮”等病证范畴。其病因、病机为内郁湿热,外感风邪,邪毒蕴结而致。

2.拔罐部位及方法

单纯火罐法

【选穴】 病灶部位。

【方法】 对疖、痈病灶范围小者(若红肿痛甚、有脓栓或已成脓肿者,宜先点刺或切开使之出血、出脓),可采用大小适宜的玻璃火罐以闪火法将火罐吸拔在病灶部位,将脓血吸出。隔日1次,至局部炎症消退。

刺络罐法(1)

【选穴】 大椎、灵台、膈俞穴(图65)。

【方法】 患者取坐位,暴露背部,常规消毒穴位皮肤后,用三棱针挑刺使其微出血,然后用闪火法将罐吸拔在挑刺的穴位上,留罐10~15分钟。每日1次。

刺络罐法(2)

【选穴】 委中穴(见图65)。

【方法】 患者取俯卧位,消毒穴位皮肤后,用三棱针快速点刺穴位,使之微出血,然后用闪火法将玻璃罐吸拔在穴位上,留罐5~10分钟,出血量约10毫升,起罐后用干棉球擦净血液。每日1次,一般2~3次即可治愈。

敷药罐法

【选穴】 病灶部位。

【方法】 以大蒜、仙人掌、木芙蓉、蒲公英等具有清热解

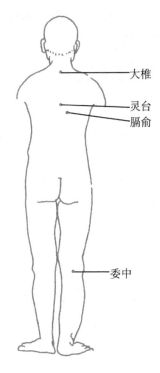

图 65　疖病吸拔部位

毒的鲜草药单味捣烂敷贴患部,有创口者不封口,然后用闪火法将火罐吸拔在敷药部位,留罐 15 分钟。每日 1 次。

3. 注意事项　患者在治疗后,用生理盐水将脓血和药清洗干净,病灶可用抗感染的药物纱布敷盖,以加速伤口愈合。饮食宜清淡,忌辛辣、油腻。注意卧床休息,忌房事和愤怒。

(十八)丹毒

1. 概述　丹毒是急性接触性传染性皮肤疾病,多发生于春秋季节,常见于颜面部及小腿部位。现代医学认为,本病是溶血性链球菌(丹毒链球菌)侵入皮肤或黏膜内的网状淋巴管所引起的急性感染。由于皮肤黏膜破损,如针刺、抓伤、皲裂、虫咬伤、足癣感染等而致。临床主要表现为皮肤突然出现红斑,灼热疼痛,色如涂丹,边缘清楚而稍突起,常迅速向周围蔓延,中央部分可转为暗红色,发生脱屑而渐愈。由于丹毒的发病部位不同,症状亦不尽相同,病名亦有多种,如发于头面者称为"抱头火丹",发于躯干者称为"内发丹毒",发于腿部者称为"流火"。

中医学认为,本病的病因、病机为体表失固,邪毒外侵而致血分有热,郁于肌肤而致。

2. 拔罐部位及方法

单纯火罐法

【选穴】 ①病在头面部选取大椎、身柱、新设、肩外俞穴及丹毒病变周围的健康皮肤处(见图66)。②病在下肢部选取三焦俞、大肠俞、环跳、次髎穴及丹毒病变周围的健康皮肤处(图66)。

【方法】 根据疾病发生的部位不同,分别选用以上穴组,施以单纯罐法,以闪火法将罐吸拔于穴位上,留罐10分钟。每日1次。

刺络罐法(1)

【选穴】 病变红肿部位。

【方法】 常规消毒穴位皮肤后,在红肿部用三棱针散刺,或皮肤针叩刺出血,然后用闪火法将罐吸拔在红肿部位,

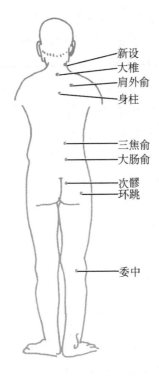

新设
大椎
肩外俞
身柱

三焦俞
大肠俞

次髎
环跳

委中

图66 丹毒吸拔部位

留罐5～10分钟,使其出血5～10毫升。起罐后用消毒敷料覆盖,每日1～2次。本法适用于丹毒而无黄水疱、破溃流水者。

刺络罐法(2)

【选穴】 病灶中心及其周围,与正常皮肤之间显露的小血管。

【方法】 严格消毒病灶周围皮肤,用三棱针在病灶中心及其周围,与正常皮肤之间显露的小血管上各点刺至出血,或使用皮肤针叩击渗血,然后用闪火法将罐吸拔在点刺部位(中心部不可置罐),留 10 分钟,吸拔出血 5～10 毫升。隔日 1 次。

刺络罐法(3)

【选穴】 委中穴(见图 66)。

【方法】 患者取俯卧位,消毒穴位皮肤后,用三棱针快速点刺穴位,使之微出血,然后用闪火法将玻璃罐吸拔在穴位上,留罐 5～10 分钟,出血量约 10 毫升,起罐后用干棉球擦净血液。每日 1 次,一般 2～3 次即可治愈。

3. 注意事项 本病在治疗期间有全身症状者,应卧床休息,防止跌碰。忌食辛辣、鱼肉及抽烟、喝酒,防止毒邪扩散。忌房事和愤怒。

十三、妇科疾病拔罐疗法

(一)痛经

1. 概述　　凡妇女在每次经期前后,或行经期间发生周期性腹痛或其他不适,以致影响生活和工作者的,称为痛经。痛经分原发性和继发性两种。原发性痛经是指生殖器官无明显器质性病变的痛经,又称为功能性痛经。继发性痛经是指生殖器官有器质性病变,如子宫内膜异位症、盆腔炎、子宫肌瘤等引起的月经期疼痛。

本病属中医学"痛经""经行腹痛"等病证范畴。其病因、病机为寒凝血淤,气机不畅,胞络阻滞或气血两虚,胞脉失养而致。

2. 拔罐部位及方法

单纯火罐法(1)

【选穴】　　次髎、关元、归来、三阴交、足三里穴(图67)。

【方法】　　在经期前2～3天或行经时取上穴,采用闪火法将火罐吸拔在穴位上,留罐15～20分钟。每日1次,7次为1个疗程。

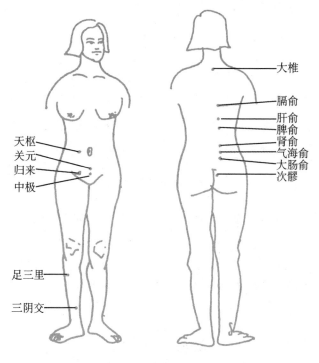

大椎

膈俞
肝俞
脾俞
肾俞
气海俞
大肠俞
次髎

天枢
关元
归来
中极

足三里

三阴交

图 67　痛经吸拔部位

单纯火罐法(2)

【选穴】　中极穴(见图 67)。

【方法】　患者取仰卧位,充分暴露穴位(可配血海穴),按患者穴位局部情况选好罐具,用转火法(使罐内有温热感)进行施治,使局部皮肤有抽紧感。5 分钟后疼痛未减轻者,医者可用手握住罐底上下提拉(罐子不宜离开皮肤),活动火罐半分钟左右,使局部肌肉、血流得到改善,疼痛得以缓解,留罐 15 分钟。每日 1 次,连续治疗 2～4 日。

艾 灸 罐 法

【选穴】 关元、归来、次髎、肾俞穴(见图 67)。

【方法】 若属虚寒者,可在关元、归来或次髎、肾俞等穴上施以艾灸罐,首先在各穴施灸 5～10 分钟,然后将罐吸拔在施灸的穴位上,留罐 10～15 分钟,每日或隔日 1 次。

刺 络 罐 法(1)

【选穴】 大椎、膈俞、脾俞、肝俞、气海俞穴(见图 67)。

【方法】 在经前、经期取上穴,采用刺络罐法。患者取俯卧位,常规消毒穴位皮肤后,用三棱针点刺各穴,然后用闪火法将火罐吸拔在点刺的穴位上,留罐 15～20 分钟。每日 1 次。

刺 络 罐 法(2)

【选穴】 关元、中极、天枢穴(见图 67)。

【方法】 患者取仰卧位,常规消毒穴位皮肤后,用三棱针点刺穴位,然后以闪火法将罐吸拔在点刺穴位上,留罐 10～15 分钟,隔日 1 次。

刺 络 罐 法(3)

【选穴】 次髎穴(见图 67)。

【方法】 患者取俯卧位,消毒穴位皮肤后,用梅花针对准穴位叩刺,使用腕力将针尖垂直叩刺在皮肤上,并立即提起,反复进行。轻度痛经者以叩刺局部皮肤略有潮红,患者无疼痛为度;中度痛经者以叩刺局部皮肤潮红,但无渗血,患者稍觉疼痛为度;重度痛经者以叩刺穴位皮肤隐隐出血,患者有疼痛感觉为度。叩刺后用闪火法将罐吸拔在穴位上,留罐10～20分钟。一般月经来潮前3～5日开始治疗,每日1次,3次为1个疗程,每个月经周期治疗1个疗程,以3个疗程为限。

走罐挑刺法

【选穴】 肾俞至大肠俞段。

【方法】 患者取俯卧位,在腰背部涂抹润滑剂,然后用闪火法将罐吸拔在穴位上,在肾俞至大肠俞段推拉走罐8～10次,至局部皮肤出现红紫充血为度。若出现明显丹痧者,可用三棱针挑刺4～5点出血即可,隔日1次。

3. **注意事项** 本病应在每次月经来潮前2～3天开始治疗。平时要加强体育锻炼,注意情志的调节,消除焦虑、紧张和恐惧心理,并注意经期卫生,经期要避免剧烈运动和过度劳累,饮食忌寒凉。

(二)闭经

1. **概述** 闭经是妇科疾病常见的一种病症,是指月经停止至少3个月以上。妇女因某种生理原因而出现一定时期的月经不来潮,如初潮后、妊娠期、产后哺乳期、绝经期等均属生理性停经,不做病论。病理性闭经,是指某些病理性原因使妇女月经不来潮,此类闭经可分为原发性和继发性两类。前者系指妇女年满18岁或第二性征发育成熟2年以上尚未初潮者;后者指妇女已行经,但以后因病理性原因而月经中断3个月以上者。原发性闭经多数因先天生殖器官异常,包括卵巢或苗勒组织的发育异常,故较难治疗,拔罐疗法亦非所宜。而继发性闭经多数因性器官疾病引起,相对较易治疗。

本病属中医学"闭经""女子不月""月事不来"等范畴。其病因、病机较为复杂,大致分为虚实两种。虚者精血不足,血海空虚,无血可下;实者邪气阻隔,脉道不通,经血不得下行。病位在肝、脾、肾、冲任。肝肾气血不足,血海空虚,气滞血瘀,冲任阻滞。

2. 拔罐部位及方法

单纯火罐法

【选穴】 ①大椎、肝俞、脾俞穴。②身柱、肾俞、气海、三阴交穴。③命门、关元穴(见68)。

【方法】 取上各组穴,均施以单纯罐法。用闪火法将罐吸拔在穴位上,留罐15分钟,每日1次,每次1组穴交替使用。

刺 络 罐 法

【选穴】 ①大椎、肝俞、脾俞穴。②身柱、肾俞、气海、三阴交穴。③命门、关元穴(见图68)。

【方法】 患者取适宜体位,常规消毒穴位皮肤后,先用三棱针在穴位上点刺,然后用闪火法将罐吸拔在穴位上,留罐15分钟,每次1组穴,每日1次。

3. 注意事项 本病在治疗期间,要保持心情舒畅,避免生气暴怒。注意饮食结构,增加营养,使气血充足、血海满

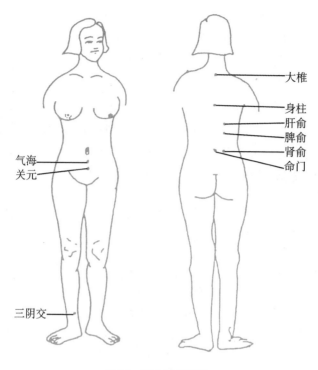

大椎

身柱
肝俞
脾俞
肾俞
命门

气海
关元

三阴交

图 68 闭经吸拔部位

盈,以按时行经。

(三)功能失调性子宫出血

1. 概述 功能失调性子宫出血简称"功血",是指由神经内分泌系统调节紊乱引起的异常子宫出血,为内、外生殖器均无明显器质性病变的一种常见妇科病。本病分无排卵型功能性子宫出血与排卵型功能性子宫出血两种。前者因卵巢排卵障碍,子宫内膜呈不同程度的增生改变,症状特点

193

为月经周期紊乱,经期长短不一,出血量时多时少,甚至大量出血;后者或因黄体发育不健全,而表现为月经周期缩短,常伴有不孕或早期流产,或因黄体萎缩不全而主要表现为月经延长。

无排卵型功能性子宫出血,归属于中医学"崩漏"等病证范畴,其主要病机为冲任损伤,不能制约经血,经血非时妄行。排卵型功能性子宫出血不属此范畴。

2. 拔罐部位及方法

单纯火罐法

【选穴】 关元、中极、天枢、脾俞、胃俞、肾俞、足三里穴(图 69)。

【方法】 患者先取仰卧位,用闪火法将火罐吸拔在腹部穴位上,留罐 15 分钟。然后变换体位为俯卧位,再吸拔背部腧穴,留罐 15 分钟,每日 1 次。

留 针 罐 法

【选穴】 气海、大巨、肝俞、腰阳关、血海、三阴交穴(见图 69)。

【方法】 患者取坐位,消毒穴位皮肤后,用毫针针刺穴位,得气后留针,然后以闪火法将火罐吸拔在留针的穴位上,留针、罐 10~15 分钟,每日 1 次。

艾 灸 罐 法

【选穴】 气海、关元、中极、肾俞、腰阳关、足三里穴(见图 69)。

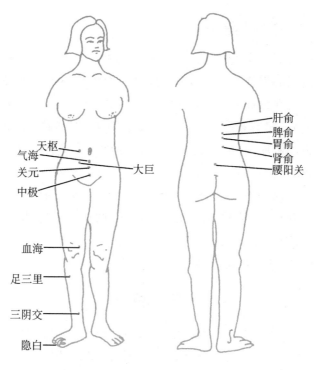

天枢
气海
关元
中极
大巨

肝俞
脾俞
胃俞
肾俞
腰阳关

血海

足三里

三阴交

隐白

图 69　功能失调性子宫出血症吸拔部位

【方法】　若患者属虚寒体质者选用气海、关元、中极、肾俞、腰阳关、足三里穴等,施行艾灸或隔姜灸罐法,先在穴位上施灸 5～10 分钟,然后将罐吸拔在被灸的穴位上,留罐 10～15 分钟,每日 1 次,症状改善后,改为隔日 1 次。若出血量多或持续时间较长,宜加灸隐白穴 30 分钟。

3. 注意事项　在治疗期间要情志舒畅,避免情绪紧张。加强营养,增强体质,注意充分休息,避免过度劳累或剧烈运动。

(四)慢性盆腔炎

1. 概述　慢性盆腔炎是指盆腔内生殖器官及盆腔周围结缔组织的慢性炎症,多因急性盆腔炎治疗不彻底所致。病变多局限在输卵管、卵巢和盆腔结缔组织,常见的有输卵管慢性炎症、输卵管积水、盆腔结缔组织炎等。临床主要表现有下腹部坠胀疼痛,腰骶部酸痛,于劳累、性交后及月经期病情加重。

本病属中医学"癥瘕""痛经""月经不调""带下"等病证范畴。其病因、病机为情志不畅,劳倦内伤及外感邪毒,气血瘀滞、湿热壅积而致。

2. 拔罐部位及方法

单纯火罐法

【选穴】　肾俞、腰眼、腰阳关、八髎(即上、次、中、下髎之合称)、关元、曲骨、气海、归来、三阴交、足三里为主穴。月经多者,加血海穴;痛经者,加地机穴;白带多者,加阴陵泉穴;发热恶寒、低热者,加大椎、曲池穴(图70)。

【方法】　取上穴,采用单纯火罐法。患者先取俯卧位,以闪火法将火罐先吸拔背部穴位,通常在腰骶部穴上置8～10个罐。留罐10～30分钟,起罐后变换体位再于腹部及下肢穴位上以闪火法置罐6～8个,均留罐10～30分钟,每日或隔日1次,10次为1个疗程。

温 水 罐 法

【选穴】　肾俞、腰眼、腰阳关、八髎(即上、次、中、下髎之

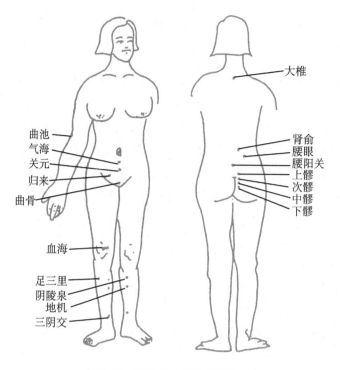

图 70　慢性盆腔炎吸拔部位

合称)、关元、曲骨、气海、归来、三阴交、足三里为主穴(见图70)。

【方法】　在温暖的室内,患者腰骶外露,取侧卧位。使用中号玻璃罐,内置温热水半罐,用投火法迅速将罐吸拔在各穴上,可先左侧,后右侧,罐拔好后将身体改为俯卧位,停3分钟左右,水罐内无数小水泡连连上冒。约留罐15分钟起罐(因罐内有水,起罐时将罐慢慢滑向一侧,使罐口向上,一翻掌起罐则滴水不漏)。起罐后用上法吸拔腹部穴,留罐15分钟。每日1次,10次为1个疗程。

挑 刺 罐 法

【选穴】 肾俞、腰眼、腰阳关、八髎(即上、次、中、下髎之合称)、关元、曲骨、气海、归来、三阴交、足三里为主穴(见图70)。

【方法】 每次可选2～4个穴位,常规消毒穴位皮肤后,用三棱针先在穴位上挑刺至出血,然后以闪火法将火罐吸拔在挑刺的穴位上,在其他穴位上施行单纯罐法,留罐10～15分钟,每周1～2次。挑完以上所有穴位为1个疗程,两个疗程间隔10日。若发热者,在大椎或曲池穴上施行刺络罐法。

走 罐 法

【选穴】 腰骶部(督脉、足太阳膀胱经为主),下腹部(任脉、足少阴肾经为主)。

【方法】 患者俯卧位,暴露腰骶部,局部涂抹适量润滑油,选择适当大小的火罐,用闪火法将罐吸拔在肾俞穴上,然后沿足太阳膀胱经和督脉在腰骶部推拉走罐,10～15分钟后起罐。至皮肤潮红出现丹痧为佳。起罐后擦去油迹,翻身仰卧,用同样方法在下腹部走罐。每日1次。10次为1个疗程。

3. **注意事项** 在平时要注意经期卫生,禁止在经期、流产后性交与盆浴。患病后要解除思想顾虑,保持心情舒畅,增强治疗信心。要注意营养,劳逸结合,进行适当的体育锻炼,以增强体质和提高机体抗病能力。

(五)带下病

1. **概述** 妇女阴道分泌物增多,连绵不断,并伴有色泽和质地改变的,称为带下,是女性生殖系统疾病中的一种常见病症。导致带下病的原因很多,如生殖系统炎症、肿瘤、子宫后屈、肺结核、糖尿病、贫血、精神刺激和阴道异物等。

中医学认为,本病多因脾虚,运化失常,肾气不足,任、带二脉失于固约及湿毒下注所致。

2. **拔罐部位及方法**

留 针 罐 法

【选穴】 肾俞、次髎、白环俞、三阴交穴以及腰骶部位。阴痒者,加曲泉穴;便秘者,加丰隆穴;神疲体倦者,加足三里穴(图71)。

【方法】 患者取俯卧位,常规消毒穴位皮肤后,用毫针针刺穴位,得气后留针,然后用闪火法将玻璃火罐吸拔在留针的穴位上,留针、罐10～15分钟。每日1次,10次为1个疗程。

刺络罐法(1)

【选穴】 十七椎下、腰眼、八髎(见图70和图71)。

【方法】 患者取俯卧位,常规消毒穴位皮肤后,用三棱针迅速刺入穴中,出针后立即以闪火法将火罐吸拔在穴位上,留罐5～10分钟,吸拔出血5～10毫升。视病情3～5日治疗1次。

刺络罐法(2)

【选穴】 腰阳关、腰眼、八髎穴(见图71)。

【方法】 患者取俯卧位,常规消毒穴位皮肤后,用三棱

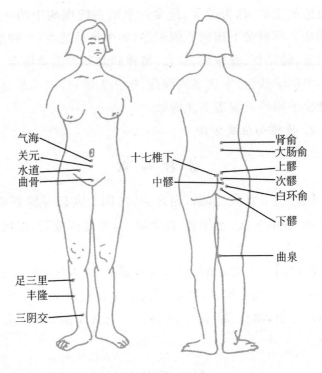

气海
关元
水道
曲骨

十七椎下
中髎

肾俞
大肠俞
上髎
次髎
白环俞

下髎

曲泉

足三里
丰隆
三阴交

图71　带下病吸拔部位

针快速刺入穴中,出针后立即用闪火法将火罐吸拔在针刺穴位上,留罐 10～15 分钟。3～4 日治疗 1 次,7 次为 1 个疗程。

刺络罐法(3)

【选穴】　腰骶部显露的络脉(小血管)。

【方法】　患者取俯卧位,暴露腰骶部,在腰骶部寻找显露的络脉(小血管),常规消毒后,用三棱针点刺出血,然后用

闪火法将火罐吸拔在点刺部位,留罐 10～15 分钟,隔 1～3
日施术 1 次。

艾 灸 罐 法

【选穴】 关元、曲骨、足三里、丰隆穴(见图 71)。

【方法】 若病久,带下稀薄,色白气腥,伴腰酸软和头晕
体倦者,宜选用艾灸罐法(或隔姜灸),患者取仰卧位,先用艾
灸每穴 10 分钟,灸后以闪火法将火罐吸拔在穴位上,留罐
10～15 分钟,每 1～3 日 1 次。

温 水 罐 法

【选穴】 气海、气海两旁约 3 寸处、中极、水道、大肠俞、
白环俞、足三里(交替)、三阴交(交替)(见图 69,图 71)。

【方法】 将 45℃ 左右的温水装入罐中,水量一般占罐
体积的 1/4～1/3。患者先取侧卧位,然后用闪火法将罐吸
拔在穴位上,待罐吸紧后,患者调整体位和姿势,使水液能够
浸及皮肤(但不要求水液完全浸过皮面)。大肠俞至白环俞
穴采用密排水罐法,留罐 10～15 分钟。每 1～2 日施治 1
次,10 次为 1 个疗程。

3. 注意事项 嘱患者精神上保持乐观,饮食上避免生
冷、辛辣等刺激性食物,保持阴部卫生,节制房事,积极治疗
阴道炎、盆腔炎等原发病症。

(六)子宫脱垂

1. 概述 子宫脱垂系子宫从正常位置沿阴道下降至子
宫颈外口达坐骨棘水平以下,甚至全部脱出阴道外口。多因

分娩造成宫颈、宫颈主韧带及子宫骶韧带损伤,或因分娩后支持组织未能恢复正常,导致子宫沿阴道向下移位。主要症状为下腹、阴道、会阴部有下坠感,伴有腰背酸痛,劳动后更加明显,自觉有块状物自阴道脱出,行走或体力劳动时更加明显。子宫下垂还可导致尿失禁。

本病属中医学"阴挺""阴脱"等病证范畴。多因体弱消瘦、中气虚陷、孕育过多、房劳伤肾所致。

2. 拔罐部位及方法

单 纯 罐 法

【选穴】 天枢、肺俞、心俞、灵台、肝俞、脾俞、胃俞穴(图72)。

【方法】 患者先取俯卧位,用闪火法将火罐吸拔在背部穴位上,留罐15～20分钟。起罐后翻身仰卧位,用闪火法将罐吸拔在天枢穴,留罐15～20分钟。每日1次,10次为1个疗程。

密 排 罐 法

【选穴】 第12胸椎至骶尾段脊柱中线及两旁的膀胱经内侧循行线。

【方法】 患者取俯卧位,采用闪火法在第12胸椎以下督脉及两侧膀胱经密排罐法,留罐15～20分钟。隔日1次,10次为1个疗程。

刺 络 罐 法

【选穴】 第12胸椎至骶尾段脊柱中线及两旁的膀胱经

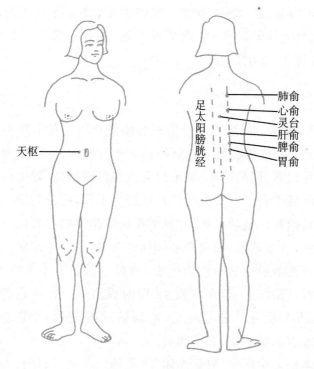

图 72　子宫脱垂吸拔部位

内侧循行线。

【方法】　患者取俯卧位,常规消毒穴位皮肤后,用梅花针从第 12 胸椎至骶尾段脊柱中线及两旁的膀胱经循行线叩刺,然后以闪火法将玻璃火罐吸拔在第 12 胸椎处,从上至下推拉走罐数次,至皮肤潮红为度。隔日 1 次,10 次为 1 个疗程。

3. 注意事项　产后需多卧床,防止子宫后倾;分娩后 1 个月内应避免增加腹压的劳动。平时保持大便通畅。哺乳期间不宜过长。坚持做骨盆肌肉锻炼,其锻炼方法是取坐位,做忍大便的动作,继而缓慢放松,如此一紧一松连续地做,每日2～3次,每次3～10分钟。

(七)妊娠呕吐

1. 概述 妊娠呕吐是指妇女怀孕6周左右出现不同程度的恶心呕吐综合征。其病因尚未十分明确,一般认为本病与精神因素、胃酸降低、绒毛膜促性腺激素增高、肾上腺皮质激素降低等有关。按呕吐的严重程度不同,可分为晨吐和妊娠剧吐两种。前者又称为"早孕反应",指孕妇在妊娠早期出现择食,食欲减退,轻度恶心,呕吐,头晕,倦怠等症状。恶心呕吐多在清晨空腹时较为严重,但对生活和工作影响不大,不需特殊治疗,一般在妊娠12周前后消失。后者发病率较低,但孕妇反应严重,恶心、呕吐频繁,不能进食,个别患者可因剧吐引起酸中毒、肝衰竭等。

本病属中医学"妊娠恶阻"等范畴。其病因、病机为脾胃虚弱,肝胆气郁,冲脉气盛使胃气失于和降而致。

2. 拔罐部位及方法

单纯火罐法

【选穴】 中脘穴(图73)。

【方法】 患者取仰卧位,于进食前用罐吸拔中脘穴(吸力不宜过强),然后即可进食,食后15～20分钟起罐。连续使用本法数日后,若疗效有所降低,可用棉球蘸75%酒精(乙醇)或白酒塞入双耳孔,或于足三里穴施行单纯罐法或敷姜罐法。

刺 络 罐 法

【选穴】 大椎、肝俞、脾俞、身柱、胃俞穴（见图 73）。

【方法】 患者取俯卧位，常规消毒穴位皮肤后，以三棱针轻轻点刺穴位，然后用闪火法将罐吸拔在穴位上，留罐 10 分钟。每日 1 次。

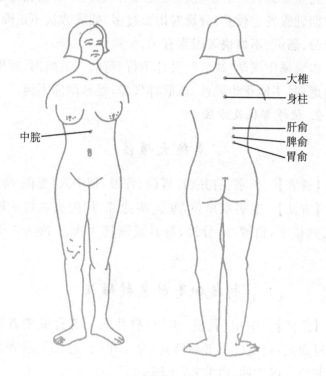

图 73　妊娠呕吐吸拔部位

3. **注意事项** 本病在治疗期间，医生应给予安慰和帮助，解除其思想顾虑。保证有充分的休息和睡眠，饮食宜清淡,少量多餐。施行拔罐时,吸力不宜过强,起罐不宜过猛。

(八)产后缺乳

1. 概述　妇女产后乳汁分泌量少或全无,不能满足喂哺婴儿需要称为产后缺乳。现代医学认为,产后缺乳与孕前及孕期乳腺发育较差、分娩时出血过多、哺乳方法不正确、过度疲劳、恐惧、不愉快等因素有关。

本病属中医学"缺乳""乳汁不行"范畴。其病因、病机为气血虚弱,不能化生乳汁,或肝郁气滞,经脉涩滞不通。

2. 拔罐部位及方法

单纯火罐法

【选穴】　天宗、肩井、膏肓俞、乳根、膻中穴(见图74)。

【方法】　患者取坐位,暴露胸背部,用闪火法将火罐吸拔在穴位上,留罐20分钟,每日或隔日1次,5次为1个疗程。

刺络加毫针浅刺罐法

【选穴】　膻中、乳根、少泽、肩井穴。若食欲差者加脾俞、胃俞穴;血虚气弱者加脾俞、足三里穴;肝郁气滞者加肝俞、期门穴或太冲、内关穴(见图74)。

【方法】　患者取坐位,常规消毒穴位皮肤后,先取少泽穴(只施针不拔罐)施行三棱针点刺,其他穴位用毫针浅刺,然后将罐吸拔在穴位上,留罐10~20分钟,1~2日1次,3次为1个疗程。

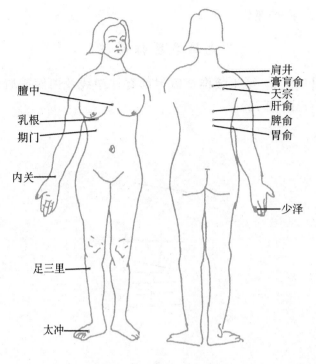

图74　产后缺乳吸拔部位

3. 注意事项　在治疗期间要保持心情愉快,保证足够的营养,定时哺乳,建立良性的泌乳反射。

(九)产后恶露不绝

1. 概述　产褥期间阴道内排出的血性恶露,一般在产后2～3周内完全干净,如超过此时间,仍然淋漓不断的,称为恶露不绝。其发病机制主要是冲任为病,气血运行失常所致。

2. 拔罐部位及方法

走罐及密排罐法

【选穴】　第 1 腰椎至骶尾部脊柱中线及两侧膀胱经内侧循行线(图 75)。

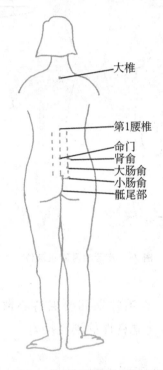

大椎

第1腰椎

命门
肾俞
大肠俞
小肠俞
骶尾部

图 75　产后恶露不绝吸拔部位

【方法】　患者取俯卧位,在其背部涂抹润滑油,用闪火法将玻璃火罐吸拔在腰部,采用推拉走罐法至皮肤潮红,用大罐密排,吸拔于穴位上,留罐 10～15 分钟。走罐、排罐后,在命门、十七椎下、肾俞、大肠俞、小肠俞等穴位上各闪罐 5～6次,每1～2日1次。若发热恶寒者,加配大椎穴施行 刺络罐法。

3. 注意事项　产后一般多虚,故应注意补充高蛋白及 富含铁质的饮食,以增强体质,恢复元气。注意休息,避免过 度劳累或剧烈运动。保持外阴清洁,以防邪毒侵袭。

(十)围绝经期综合征

1. 概述　更年期综合征,是指绝经期前后出现不同程 度的以自主神经功能失调为主的综合征。多见于50岁左右 的妇女。现代医学认为,本病系因卵巢功能衰退,丘脑下部- 垂体-卵巢间的平衡发生改变而致。临床表现以一过性颜面 潮红,热潮涌向头部,伴汗出、心慌、头晕耳鸣;或情绪不稳 定,易急躁激动;或肥胖、水肿等为主要特征。

本病属中医学"郁证""不寐""心悸"等病证范畴。其病 因、病机为肾气衰退,冲任亏损,阴阳失调。

2. 拔罐部位及方法

单纯疏排罐法

【选穴】　新设穴、胸至骶段脊柱两旁全程膀胱经循行线 (图76)。

【方法】　患者取俯卧位,暴露背部取上穴和部位用闪火 法施以单纯疏排罐法,罐与罐之间为1寸,留罐15～20分 钟。每日1次,10次为1个疗程,每个疗程间隔3日。

刺络罐法

【选穴】　胸至骶段脊柱两旁全程膀胱经内侧循行线。

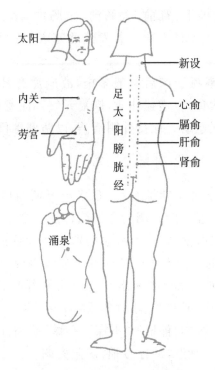

太阳

内关

劳宫

足太阳膀胱经

涌泉

新设

心俞

膈俞

肝俞

肾俞

图 76　绝经期综合征吸拔部位

【方法】　患者取俯卧位,暴露背部,常规消毒穴位皮肤后,用皮肤针从上至下轻叩胸至骶段脊柱两旁全程膀胱经内侧循行线,以皮肤潮红为度,再施行疏排罐法,将罐吸拔于穴位上,留罐 15～20 分钟。每日或隔日 1 次,10 次为 1 个疗程。

对头面热、心烦、失眠严重、多汗者,加涌泉、劳宫穴,施行单纯火罐法;头痛、头晕甚者,加太阳穴,施行单纯火罐法。

点按拔罐法

【选穴】 心俞、膈俞、肾俞、肝俞、内关穴（见图76）。

【方法】 患者取俯卧位，医者先在应拔部位点压，按摩3～5分钟，然后用闪火法将罐吸拔在点按的穴位上，留罐20～25分钟。每日1次，5次为1个疗程。

3. 注意事项 本病在治疗期间对患者应做好心理调整工作，解除不必要的顾虑，保持精神愉快。保证充分的睡眠休息，注意营养，坚持适当的锻炼，避免过胖。必要时可配合服用中西药物治疗。

（十一）急性乳腺炎

1. 概述 急性乳腺炎是乳房的急性化脓感染，发生于产后哺乳的产妇，初产妇尤为多见。发病多在产后3～4周。其发病系因产后全身抵抗力下降，乳汁淤积而引起细菌感染所致。致病菌以金黄色葡萄球菌为主。临床表现为乳房肿胀疼痛，表皮红热，或溃破流出脓液，可有寒战、高热等。

本病属中医学"乳痈"范畴。其病因、病机为忧思恼怒，肝气郁结或过食肥腻，胃热壅滞而致气血凝滞，乳汁淤积，蕴热腐肉为脓。

2. 拔罐部位及方法

刺络罐法（1）

【选穴】 肩井、乳根穴（图77）。

【方法】 患者取坐位，取上穴以及背部相对应的压痛点，常规消毒穴位皮肤后，先用三棱针在穴位及压痛点处点刺出血,然后用闪火法将罐吸拔在穴位上,留罐 15 分钟,每日 1 次。若伴有发热者,加拔大椎穴,施以刺络罐法。

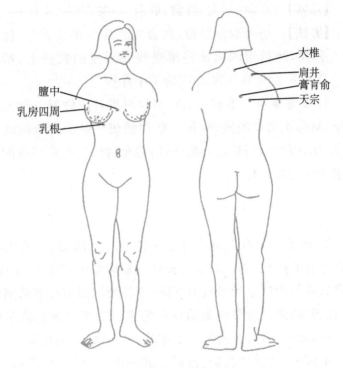

图 77　急性乳腺炎吸拔部位

刺络罐法(2)

【选穴】　膻中穴(见图 77)。

【方法】　患者取仰卧位,消毒穴位皮肤后,用三棱针对准穴位快速点刺数次,取小号火罐用闪火法吸拔膻中穴处,令其出血 5～15 毫升。对初起者消散较快,每日 1 次,一般

3 次即可。

刺络罐法(3)

【选穴】　膏肓俞(见图 77)。

【方法】　患者取俯伏位,先用 TDP 灯照射患侧膏肓俞 20 分钟,再常规消毒穴位皮肤,用三棱针快速点刺,然后用闪火法将罐吸拔在点刺部位,留罐 10 分钟左右,出血 5～10 毫升。每日 1 次。

出　针　罐　法

【选穴】　主穴:阿是穴(背部与乳头相对处),配穴:内关穴(见图 76)。

【方法】　患者取俯伏位,消毒穴位皮肤后,用 1～1.5 寸毫针刺入阿是穴,行捻转手法,有麻胀感后继续行以上手法 3～5 分钟后,快速出针,然后迅速用闪火法将火罐吸拔在针孔上,针孔可见血珠溢出,留罐 30 分钟左右。拔罐后针刺内关穴,快速刺入,得气后留针 15 分钟。

乳痈初起红肿无结块者,治疗 1～2 次可消肿;红肿有结块、排乳不畅,严重者伴有发热、恶寒等全身症状,须配合中西药治疗。

温水罐配毫针罐法

【选穴】　乳房四周、天宗穴(见图 77)。

【方法】　患者取坐位,暴露乳房,取中、小罐注入温水,以闪火法将罐吸拔在乳房四周,呈环形密排罐;天宗穴采用毫针罐法,留针、罐 15 分钟,每日 1 次。

火针罐法

【选穴】 乳房脓肿局部。

【方法】 若乳房已化脓,患者取仰卧位,常规消毒乳房后,将火针烧至发白,迅速将火针刺入脓肿波动感最明显处的脓腔内,稍停片刻后再缓慢出针,然后选用口径与脓肿相当或较大的罐具,吸拔在刺点处,留罐 2～3 分钟。起罐后擦净脓血,外敷消炎纱条,灭菌纱布,胶布固定,每日换药 1 次。

3. **注意事项** 患者要注意乳房卫生,不要挤压碰撞,养成定时哺乳的习惯。保持心情舒畅。在拔罐治疗同时,可配服清热解毒中药和使用抗生素类药物。

十四、儿科疾病拔罐疗法

（一）小儿高热

1. 概述　小儿高热是指小儿体温超过38.5℃。引起小儿高热的原因很多，而且比较复杂，但以感受外邪所致者为多。由于照顾不周，冷热调节不当，小儿着凉感受风寒，四季均可发病。主要表现发热、寒战，或伴有感冒症状，有时体温可达40℃以上，甚至引起抽风。

2. 拔罐部位及方法

刺 络 罐 法

【选穴】　大椎、曲池穴（见图78）。

【方法】　取上穴施以刺络罐法，先用三棱针在穴位上点刺出血，然后用闪火法将罐吸拔在穴位上（采用小号罐），留罐5分钟。

3. 注意事项　在拔罐后多让患儿饮水，并保持大便通畅，同时还要治疗引起发热的病因。

（二）小儿肺炎

1. 概述　小儿时期最常见的是支气管肺炎，又称小叶

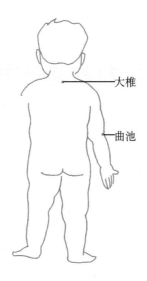

大椎

曲池

图 78　小儿高热吸拔部位

性肺炎。四季均可发病,但以冬春季节多见。婴幼儿最易发病。引起支气管肺炎最常见的病原体是肺炎双球菌,其次是金黄色葡萄球菌、链球菌。气候骤变、过度疲劳、营养不良、长期胃肠功能紊乱、急性传染病等,常为本病发生的诱因。

本病属中医学"肺热咳喘""马脾风""风温"等病证范畴。其病因、病机为外感风邪,肺气宣发肃降失调。

2. 拔罐部位及方法

单纯火罐法(1)

【选穴】　第 6、第 7 胸椎棘突间(上背部中央)、肺俞穴(图 79)。

【方法】　患儿取俯卧位,用闪火法将小号火罐吸拔在穴位和部位上,留罐 5～10 分钟。10 次为 1 个疗程。

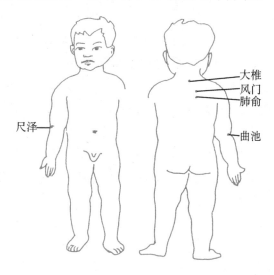

大椎
风门
肺俞

曲池

尺泽

图 79　小儿肺炎吸拔部位

单纯火罐法(2)

【选穴】　胸背部湿啰音明显部位。

【方法】　患儿取俯卧位,选用口径为 2 寸的玻璃火罐,用闪火法将罐吸拔在所选部位,留罐 10 分钟。每日 1 次,10次为 1 个疗程。

单纯火罐法(3)

【选穴】　大椎、风门、肺俞穴(见图 79)。

【方法】　患儿取俯卧位,先将穴周皮肤涂少许油膏,然后用闪火法将罐扣在穴位上,留罐 10 分钟左右。每日或隔日 1 次,7～10 次为 1 个疗程。

刺 络 罐 法

【选穴】 大椎、风门、肺俞、曲池、尺泽穴(见图79)。

【方法】 取上穴,采用刺络罐法。患儿取俯卧位,常规消毒穴位皮肤后,先用三棱针在穴位上点刺,然后用闪火法将罐吸拔在点刺的穴位上,留罐3～5分钟。每日1次,10次为1个疗程。

如腹胀、呕吐者,于膻中(见图74)或中脘穴(见图73)上施行闪罐10次左右;发热甚者,于少商(见图44)或双侧耳尖穴上点刺放血数滴。

3. **注意事项** 若在冬季发病,应保持室温在18℃左右,室内每天定时换气。保证营养及水分摄入量,饮食宜清淡易于消化,保持大便通畅。

(三)百日咳

1. **概述** 百日咳又名顿咳,是百日咳杆菌引起的一种小儿呼吸道传染病,流行于冬末春初,以5岁以下小儿为多见。患儿年龄越小,越易诱发肺炎等严重并发症。本病分炎症期、痉咳期和恢复期3个阶段。前者表现为低热、咳嗽、流涕,偶有喷嚏,与普通感冒相似,1～2天后发热和一般症状渐减退,但咳嗽却逐渐加重,常为日轻夜重,约经1周后,咳嗽呈阵发痉挛状,咳声短促,连续十数声而无吸气间隙,继之咳嗽暂停,伴以深长吸气。当深吸气时,发出一种特殊的鸡鸣样回声,回声一停,紧接着又是一连串同样的咳嗽,如此反复数次或十数次,终于排出大量呼吸道分泌物和胃内容物后,方使痉咳暂停。这样的痉咳发作每回重复数次至数十次不等，一般持续 4 周左右。

本病属中医学"顿咳""鸡鸣咳"范畴。其病因、病机为内蕴伏痰，外感时行风邪，风邪与伏痰搏结而致肺失清肃。

2. 拔罐部位及方法

出针罐法（1）

【选穴】 大椎、身柱、肺俞穴（图 80）。

【方法】 患儿取俯卧位，消毒穴位皮肤后，先用 1 寸毫针针刺穴位，得气后出针，然后用闪火法将罐吸拔在针刺后的穴位上，留罐 5 分钟，每日或隔日 1 次。

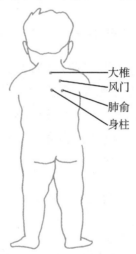

大椎
风门
肺俞
身柱

图 80　百日咳吸拔部位

出针罐法（2）

【选穴】 肺俞（双）、风门穴（见图 80）。

【方法】 患儿取俯卧位或家长抱住患儿,暴露背部,消毒穴位皮肤后,用毫针针刺穴位,采用轻刺激手法,捻转不留针,针后以闪火法将罐吸拔在穴位上,留罐5分钟。每日1次,一般2～5次即愈。

刺络罐法(1)

【选穴】 身柱穴(见图80)。

【方法】 患儿取俯卧位,常规消毒穴位皮肤后,用三棱针挑刺穴位局部出血,用口径较小的玻璃火罐,用闪火法将罐吸拔在穴位上,留罐5～10分钟。隔日1次。

刺络罐法(2)

【选穴】 身柱、商阳、少商穴(见图80,图54,图44)。

【方法】 家长抱住患儿,暴露背部。消毒穴位皮肤后,用三棱针(婴幼儿用5分毫针代替)点刺以见血为度,然后用闪火法将火罐吸拔在身柱穴上(商阳、少商只点刺不拔罐),留罐5分钟。5次为1个疗程。

涂 药 罐 法

【选穴】 身柱穴(见图80)。

【方法】 将中药白及研成细末,以冷开水调成糊状,涂于穴位上,然后用闪火法将罐吸拔在涂药的穴位上,留罐5～10分钟,起罐后出现颗粒状淤血为佳。每日1次,7次为1个疗程。

3. 注意事项 本病具有传染性,患儿应隔离4～7周。病后应细致地做好护理工作,加强营养,避免精神情绪上的刺激,每天应有一定时间的户外活动。婴幼儿痉咳时易出现窒息,应加强看护,随时进行人工呼吸、给氧等急救措施。

(四)流行性腮腺炎

1. 概述　流行性腮腺炎是由腮腺病毒引起的急性传染病。临床特征为腮腺或其他唾液腺(颌下腺、舌下腺)非化脓性肿大、疼痛。本病学龄儿童发病率较高,一般预后良好。

本病属中医学"痄腮"病范畴。其病因、病机为外感风温邪毒,从口鼻而入,壅阻少阳经脉,郁而不散,结于腮部所致。

2. 拔罐部位及方法

单纯火罐法

【选穴】　病灶部位。

【方法】　在局部病灶处采用单纯火罐,先在局部涂沫凡士林,视患部大小,选用口径不同的火罐,以闪火法将火罐吸拔在病灶处,留罐5～10分钟。每日1次。

刺络罐法

【选穴】　大椎、肺俞、肝俞、身柱、心俞、脾俞穴(图81)。

【方法】　取上穴,采用刺络罐法,常规消毒穴位皮肤后,先用三棱针点刺穴位,然后用闪火法将罐吸拔在点刺的穴位上,留罐5～10分钟,每日或隔日1次。

敷药罐配刺络罐法

【选穴】　病灶压痛点、大椎、灵台穴(见图81)。

【方法】　先用适量仙人掌捣烂,薄敷于病灶压痛点上,

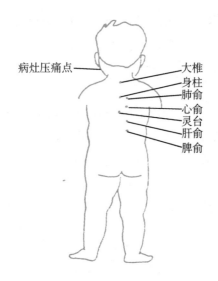

病灶压痛点

大椎
身柱
肺俞
心俞
灵台
肝俞
脾俞

图 81 流行性腮腺炎吸拔部位

并以闪火法拔罐;然后消毒大椎、灵台穴局部皮肤,用三棱针点刺穴位出血,以闪火法将火罐吸拔在穴位上,留罐 10 分钟。每日 1 次。

3. 注意事项　要卧床休息,减少活动。饮食宜清淡,以流食或软食为宜,避免酸性食物,用温盐水清洗口腔。由于此病易合并睾丸炎或卵巢炎,发病后应及时治疗,并可配合中西药物治疗。

(五)小儿疳积

1. 概述　小儿疳积即小儿营养不良症,是一种慢性营养缺乏病,又称蛋白质、热量不足性营养不良症。主要是由喂养不当或某些疾病(如婴幼儿腹泻、先天幽门狭窄、腭裂、急慢性传染病、寄生虫病等)所引起。多发于 3 岁以下婴幼儿。临床上初期有不思饮食、恶心呕吐、腹胀或腹泻,继而可见烦躁哭闹、睡眠不实、喜欢俯卧、手足心热、口渴喜饮、午后颜面两颧发红、大便时干时溏、小便如淘米水样,日久则面色苍黄、机体消瘦、头发稀少结如穗状、头大颈细、腹大肚脐突出、精神萎靡不振等。

2. 拔罐部位及方法

综 合 罐 法

【选穴】 上脘、四缝、鱼际穴,以及背部膀胱经循行路线(图 82)。

【方法】 先取上脘穴施以单纯罐法,将罐吸拔于穴位上,留罐 5～10 分钟,然后用三棱针点刺四缝、鱼际穴至微出血,再用梅花针重刺背部脊柱两侧膀胱经所循行路线;亦可在背部脊柱两侧施以走罐,以皮肤潮红为度。以上方法,隔日 1 次。

3. 注意事项 平素要注意小儿的饮食调理,食有节制,不可养成偏食和挑食的习惯。注意饮食卫生,预防各种肠道传染病和寄生虫病,多去户外活动。

(六)小儿消化不良

1. 概述 小儿消化不良又称婴幼儿腹泻,是两岁以下婴幼儿常见的一种消化道疾病。一年四季均可发病,以夏、秋季最多见。临床主要表现为大便次数增多,排便稀薄呈黄绿色,带有不消化乳食及黏液。现代医学认为,本病与饮食、感染及免疫等因素有关。此外,气候突变及卫生习惯不良等,亦与本病有密切关系。

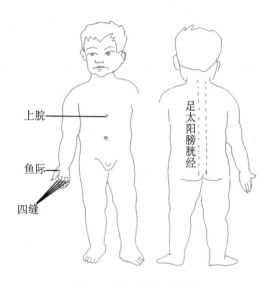

图 82　小儿疳积吸拔部位

本病属中医学"泄泻"范畴。其病因、病机为内伤乳食、感受外邪，脾胃虚弱，脾肾阳虚而致脾胃运化失司。

2. 拔罐部位及方法

单纯火罐法

【选穴】　水分、天枢、气海、关元、大肠俞、气海俞、关元俞穴（图 83）。

【方法】　患儿先取仰卧位，采用闪火法将罐吸拔在腹部穴位上，留罐 2～5 分钟；然后再变换体位，以闪火法将罐吸拔在背部俞穴，留罐 2～5 分钟。每日 1 次。（或每穴闪罐 10 次左右，每日 1 次，上穴交替使用）。

温 水 罐 法

【选穴】 神阙穴(见图83)。

【方法】 患儿先取侧卧位,用大小适中玻璃火罐灌入1/3的温水(加入姜汁、蒜汁各适量),以闪火法将罐吸拔在神阙穴上,然后取仰卧位,留罐2～5分钟,每日1次。

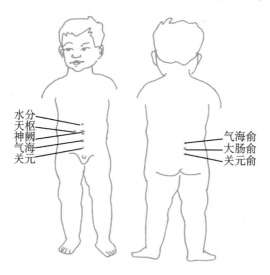

水分
天枢
神阙
气海
关元

气海俞
大肠俞
关元俞

图83 小儿消化不良吸拔部位

3. **注意事项** 治疗期间应调整小儿饮食,减少胃肠负担,轻症停喂不易消化食物和脂类食物,重症应暂禁食,但一般不超过6～8小时,多饮水以防脱水。

(七)小儿腹泻

1. **概述** 小儿腹泻是一种肠道疾病,以大便稀薄,便次增多,或如水样为其主症。其病多由外感六淫,内伤乳食,损伤脾胃,导致运化失常的一种消化道疾病。如治疗失时或治疗不当,则可造成阴津枯竭、气阳衰惫,阴阳两伤,甚则危及生命,久而酿成疳积病症,严重影响小儿营养、生长和发育。

本病中医称为"泄泻"。

2. 拔罐部位及方法

单纯火罐法

【选穴】 主穴:胃俞、肾俞、大肠俞、中脘、天枢、神阙、关元、大横;配穴:足三里(见图84)。

【方法】 患儿先取俯卧位,用闪火法在背部各腧穴拔罐2～4个,留罐5～10分钟;然后再变换体位以闪火法在腹部各腧穴拔罐4～6个,最后再配拔配穴,留罐5～10分钟。每日1次。

出 针 罐 法

【选穴】 神阙、天枢(双)、长强穴(图84)。

【方法】 选用1寸毫针,常规消毒穴位皮肤后,在双天枢穴各直刺1针,深1厘米,长强穴斜刺向脐部刺入1针,深2厘米,均捻转2分钟,不提插,不留针。起针后在神阙穴拔罐,使局部轻度充血。每日治疗1次。

按 摩 罐 法

【选穴】 龟尾穴(在尾骨端与肛门之间,长强穴别名)(见图84)。

【方法】 医者手指稍蘸香油,在患儿龟尾穴上揉按

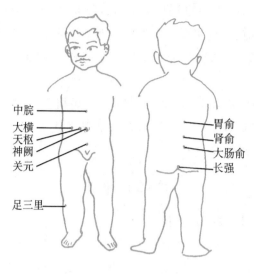

中脘
大横
天枢
神阙
关元

足三里

胃俞
肾俞
大肠俞
长强

图 84　小儿腹泻吸拔部位

200～300 次。如用另一手掌在脐上对揉,疗效更佳。按摩完后,随即以闪火法拔罐,留罐 20～30 分钟,以充血为度,不要起疱。每日 1 次。

3. 注意事项　治疗期间要调整患儿饮食,禁食生冷、脂类食物,注意保暖。

(八)小儿遗尿症

1. 概述　遗尿症又称尿床,是指 3 周岁以上小儿不能控制排尿,睡眠中小便自遗醒后方觉的一种疾病。3 周岁以下小儿由于智力发育未臻完善,排尿的正常习惯尚未养成,或贪玩少睡,精神过度疲劳,均能引起暂时遗尿,此不属病态。若 3 岁以上幼儿,尚不能自控排尿,每睡即遗,形成习惯,则为病态。现代医学认为,本病少数儿童是由于脊柱裂、大脑发育不全或蛲虫病所致,大部分儿童与精神因素有关,如突然受惊、过度疲劳、换新环境等,多见于容易兴奋、过于敏感或睡眠过熟者。此外,也与未养成良好的排尿习惯有关。

本病中医称为"遗尿"。其病因、病机为肾气不足,下元虚寒或脾肺气虚或肝经湿热而致膀胱气化失常。

2. 拔罐部位及方法

单纯火罐法

【选穴】 神阙穴(见图84)。

【方法】 患儿取仰卧位,采用大小适宜火罐,以闪火法将罐吸拔在穴位上,留罐3~5分钟。每日或隔日1次。

出 针 罐 法

【选穴】 ①肾俞、膀胱俞、气海穴。②命门、关元俞、腰阳关、关元穴(图85)。

【方法】 每次取1组穴,常规消毒穴位皮肤后,用毫针针刺穴位,施以捻转补法,留针10分钟;起针后以闪火法将罐吸拔在针刺部位,留罐5~10分钟。每日或隔日1次。

艾 灸 罐 法

【选穴】 ①肾俞、膀胱俞、气海穴。②命门、关元俞、腰阳关、关元穴(见图85)。

【方法】 若属虚寒,症见面色无华、精神不振、少气倦怠、尿频、尿色清而量多、肢体欠温喜暖、腰膝酸软等,宜选用艾灸罐或姜艾灸罐法,将罐吸拔于穴位上,留罐15分钟,1~

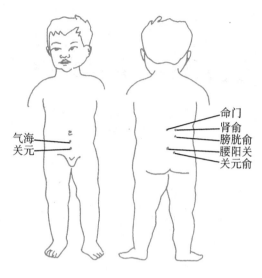

图 85　小儿遗尿症吸拔部位

2 日 1 次。待有明显疗效后,改为 3～4 日 1 次。两组穴交替使用。

　　3. 注意事项　在治疗期间家长要配合医生治疗,培养孩子按时排尿的习惯,夜间家长要定时叫醒患儿起床排尿,有助于提高疗效。同时注意临睡前少饮水,并排空小便。家长要消除孩子的紧张恐惧心理,树立信心和勇气,不要因尿床而打骂孩子。

十五、五官科疾病拔罐疗法

（一）急性结膜炎

1. 概述　　急性结膜炎俗称"红眼"病，是由细菌感染而引起的急性传染性眼病。常见的致病菌有肺炎双球菌、葡萄球菌及结膜杆菌等，可通过各种接触途径，如手、手帕、公共脸盆、理发工具等传播，多在春秋季节流行。本病发病急，症状重，可出现眼红、磨痛、畏光、流泪、分泌物多、睁不开眼等。

本病属中医学"天行赤眼"范畴。其病因、病机为风热邪毒上攻于目，而致经脉闭阻，气滞血壅所致。

2. 拔罐部位及方法

刺络罐法（1）

【选穴】　　大椎、心俞、肝俞、身柱、膈俞、胆俞穴（图86）。

【方法】　　取上穴，采用刺络罐法。患者取俯卧位，常规消毒穴位皮肤后，先用三棱针点刺穴位，然后用闪火法将罐吸拔在点刺穴位上，留罐15分钟。每日1次。

刺络罐法（2）

【选穴】　　大椎（及其两侧旁开0.5寸处也可作为挑点，

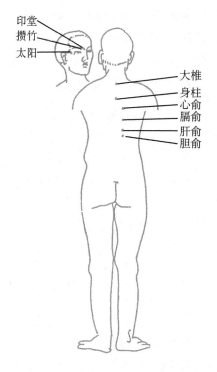

图86　急性结膜炎吸拔部位

这三点交替应用)、印堂、攒竹(印堂与攒竹二穴交替应用)、太阳穴(见图86)。

　　【方法】　患者取坐位,常规消毒穴位皮肤后,先用三棱针在穴位上点刺或挑穴,然后用闪火法将罐吸拔在穴位上,留罐20～30分钟。每日1次。

刺络罐法(3)

　　【选穴】　太阳穴(见图86)。

【方法】 患者取坐位或仰卧位,消毒两侧穴位皮肤后,医者用三棱针快速点刺穴位数次,任其出血少许,然后再取小号玻璃罐用闪火法吸拔穴处,留罐5分钟后起罐,每穴出血5～10毫升。每日1次。效果显著。

刺络罐法(4)

【选穴】 大椎、耳尖(双)、少泽穴(图86和图74)。

【方法】 患者取坐位,常规消毒穴位皮肤后,用三棱针点刺耳尖、少泽,放血3～5滴。呈梅花样点刺大椎穴,然后以闪火法将罐吸拔在大椎穴,留罐10分钟,出血3～10毫升。每日1次。

针灸酒精罐

【选穴】 大椎、太阳穴(见图86)。

【方法】 常规消毒穴位皮肤后,用毫针刺入穴中,得气后出针,用小抽气罐盛75％酒精3～5毫升,然后吸拔在针刺穴位上,留罐20～30分钟。每日1次,待症状缓解后改为隔日1次。

3.**注意事项** 本病具有传染性,患者用过的器具要严格消毒,防止交叉感染。饮食宜清淡,忌辛辣、发物等,多饮水,注意休息。

(二)睑腺炎

1.**概述** 睑腺炎(麦粒肿)是指细菌侵入眼睑腺体,引起化脓性炎症的一种常见眼病,俗称"偷针眼"。眼睑局部红肿疼痛为其主要临床表现。麦粒肿有外麦粒肿与内麦粒肿之分。前者为睫毛所属 Zeiss 皮脂腺发炎,表现为眼睑红肿明显;后者为睑板腺的急性化脓性炎症,其眼睑红肿不如外麦粒肿明显,致病菌大多为金黄色葡萄球菌。

本病属中医学"针眼"等病证范畴。其病因、病机为内有脾胃蕴积热毒,外感风热邪毒而致热毒上攻,壅阻于胞睑皮肉经络。

2. 拔罐部位及方法

刺络罐法(1)

【选穴】 大椎、心俞、身柱、肝俞穴(图 87)。

【方法】 患者取俯卧位,常规消毒穴位皮肤后,先用三棱针点刺穴位,然后用闪火法将罐吸拔在穴位上,留罐 15 分钟。

刺络罐法(2)

【选穴】 在两侧肺俞、膏肓俞穴附近或肩胛区寻找粟粒大小淡红色皮疹,或皮下小结节、压痛点作为主穴,取大椎为配穴(见图 87)。

【方法】 患者取俯卧位,显露背部,确定反应点后,常规消毒穴位皮肤后,用三棱针挑刺出血,然后以闪火法将火罐吸拔在挑刺部位,留罐 10~20 分钟。一般 1 次即愈。

刺络罐法(3)

【选穴】 大杼穴(见图 87)。

【方法】 患者取俯伏位,充分暴露双侧穴位,消毒穴位皮肤后,用三棱针点刺穴位使其出血,然后用闪火法迅速将

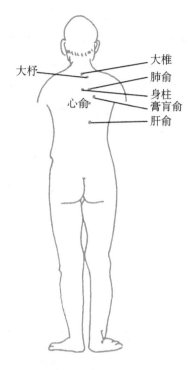

图 87　麦粒肿吸拔部位

火罐吸拔在点刺部位,留罐 15 分钟,出血 3～5 毫升。每日 1 次, ·般 1～2 次即愈。

刺络罐法(4)

【选穴】　大椎穴(见图 87)。

【方法】　患者取坐位或俯卧位,常规消毒穴位皮肤后, 先用 2 寸毫针,快速刺入穴位 1 寸左右,得气后施泻法,一般 不留针;出针后用梅花针重叩穴位皮肤,以皮肤潮红或微出血为度,范围约 3 厘米×3 厘米;然后用闪火法拔罐,留罐 5～10 分钟,出罐后擦去污血,并做皮肤消毒。每日 1 次,疗效显著。

3. 注意事项　拔罐疗法对初期患者效果明显,若脓肿已形成可配合眼科切开引流。嘱患者自己切不可挤压排脓,否则易引起眼睑蜂窝织炎甚至败血症或海绵窦血栓。治疗期间忌食辛辣、燥热之品。

(三)青光眼

1. 概述　青光眼是指眼球内压增高的疾病。有原发、继发及先天性之分,为眼科常见病,是致盲率最高的眼病之一。临床表现为头痛、眼胀痛、视力减退、视物虹彩、头痛逐渐加重,伴有恶心呕吐、结膜充血、角膜混浊,长期不愈,最后导致失明。

本病属中医学"青盲"病证范畴。其病因、病机为肝肾阴亏,精血耗损,精气不能上荣,目失涵养,或心阴亏损,神气虚耗,以致神光耗散,视力缓降。

2. 拔罐部位及方法

刺络罐法(1)

【选穴】　大椎、心俞、肝俞、太阳穴(图 86,图 88)。

【方法】　取上穴,采用刺络罐法,患者取坐位,常规消毒穴位皮肤后,先用三棱针在穴位上点刺,然后用闪火法将罐吸拔在点刺的穴位上,留罐 15～20 分钟,每日或隔日 1 次。

刺络罐法(2)

【选穴】　身柱、风门、胆俞穴(见图 88)。

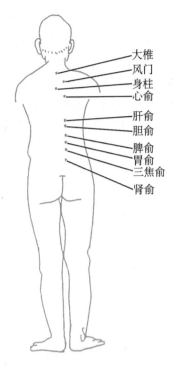

大椎
风门
身柱
心俞
肝俞
胆俞
脾俞
胃俞
三焦俞
肾俞

图 88　青光眼吸拔部位

【方法】　取上穴,采用刺络罐法。患者取坐位,常规消毒穴位皮肤后,用三棱针点刺穴位至出血,然后以闪火法将罐吸拔在点刺的穴位上,留罐 15～20 分钟。每日或隔日 1次。

走　罐　法

【选穴】　肝俞、脾俞、胃俞、肾俞(见图 88)。

【方法】　患者取俯卧位,显露背部,先在背部涂抹润滑油,以闪火法将玻璃火罐吸拔在背部,然后由右手握住罐体,顺时针方向边旋转罐体边向前推进,从肝俞旋推至肾俞,如此往返旋推10分钟,至皮肤潮红为度,最后在上述穴位各拔罐1个,留罐15~20分钟。3日1次,10次为1个疗程。

3. 注意事项　本病要早诊断、早治疗,平时要保持心情愉快,避免情绪激动,节制房事,避免劳倦,并慎用解痉药物(如654-2、颠茄等)。

(四)白内障

1. 概述　白内障是常见的老年性眼病,是指晶状体因年龄因素、系统疾患、眼部疾病、遗传因素及外伤等原因,造成部分或全部混浊,其中以老年因素引起的发病率最高。主要症状有视物模糊并逐渐加重;自觉眼前有固定的黑影,或似蚊蝇浮动,或如隔薄雾;初起单眼,继而双眼俱病,最后仅有光感而无法视物。

本病属中医学"圆翳内障""胎患内障""震惊内障"等范畴。其病机为肝肾亏虚,精血不足;脾虚失运,精不上荣或肝经郁热,湿蕴上蒸等。

2. 拔罐部位及方法

刺 络 罐 法

【选穴】　大椎、后颈部、眼周部(图89)。

【方法】　患者取适当体位,常规消毒颈背、眼周皮肤后,用梅花针弹刺所选部位,然后取大小适宜火罐,以闪火法将罐吸拔在治疗部位,留罐10~15分钟。隔日1次,5~10次为1个疗程。

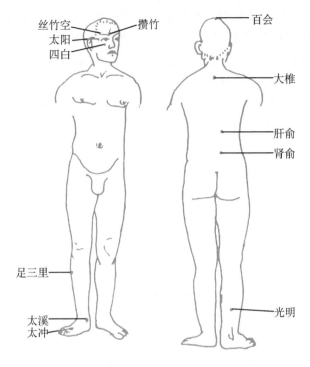

丝竹空　攒竹　太阳　四白　百会　大椎　肝俞　肾俞　足三里　太溪　太冲　光明

图 89　白内障吸拔部位

挑 针 罐 法

【选穴】　第 6 及第 7 颈椎棘突处和第 1 胸椎棘突处,此 3 处与其周围约 0.5 厘米处的 6 个点作为挑治部位,每 7 个点构成 1 个梅花形。

【方法】　患者取坐位,头略低。显露局部皮肤后选定挑刺部位(最初 3 次分别在第 6、7 颈椎、第 1 胸椎棘突处挑,第 4～12 次分别在棘突周围左右上下相对称的两个点挑治)。常规消毒皮肤后,然后用针挑破皮肤,从皮下组织中挑出白色纤维物数十条,至白色纤维物挑净为止(白色纤维物病理切片证明为肌纤维),将白色纤维挑断或用手术刀切断。挑治部位有少量出血,用消毒纱布擦净即可。然后在该处以闪火法吸拔火罐,吸出少量血液即行起罐,将血擦净,再用消毒纱布覆盖固定。

第1～4次挑治每日1次,从第5次开始则每周挑1次,12次为1个疗程。休息1个月开始第2个疗程,其部位在上述梅花点旁开或上下挑治。治疗次数依病情需要而定。

刮痧罐法

【选穴】 ①肝俞、肾俞、风池、足三里、光明穴。②百会、攒竹、丝竹空、太阳、四白、太溪、太冲穴(见图52,图89)。

【方法】 上述2组穴,每次同时使用。患者先取俯卧位,取①组穴,消毒背部皮肤后,采用刮痧板刮拭穴位皮肤,至皮肤出现丹痧为度,然后以闪火法将火罐吸拔在刮痧部位,留罐15～20分钟。②组穴只刮痧不拔罐。隔日1次,10次为1个疗程,2个疗程间隔5天。

3. 注意事项 在治疗期间饮食要合理调配,营养均衡,少食厚味辛燥食品,也不必过用补品,调节情志,配合治疗。

(五)视神经萎缩

1. 概述 视神经萎缩,是指视神经纤维在各种疾病影响下,发生变性和传导功能障碍而使视力减退。病因较复杂,分原发性和继发性两类。原发性视神经萎缩,多由外伤损伤视神经、视交叉及视束致使传导中断,或晚期梅毒、脱髓鞘性疾病及甲醇、奎宁、铅、砷中毒引起；继发性视神经萎缩，可由视神经乳头炎、视网膜脉络膜炎及变性萎缩等引起。主要临床表现是视力明显减退甚至失明，但眼的外观正常。

本病属中医学"内障""青盲"等病证范畴。其病因、病机为肝肾阴虚，脾失健运或先天禀赋不足而致目失濡养。

2. 拔罐部位及方法

单纯火罐法

【选穴】 肝俞、脾俞、肾俞、光明、足三里、三阴交穴（图90）。

【方法】 患者取俯卧位，用闪火法将罐吸拔在穴位上，留罐 10～15 分钟，隔日 1 次。

3. 注意事项 本病要坚持治疗，平时心情要舒畅，避免情绪激动，加强营养，多食羊肝以及富含维生素 A 的食物，注意休息。

（六）慢性鼻炎

1. 概述 慢性鼻炎是一种常见的鼻黏膜和黏膜下层的慢性炎症。临床上可分为慢性单纯性鼻炎和慢性肥厚性鼻炎。慢性单纯性鼻炎经适当治疗后，鼻黏膜可恢复正常状态；肥厚性鼻炎是以黏膜、黏膜下层，乃至骨质的局限性或弥漫性增生肥厚为特点的，多由慢性单纯性鼻炎发展演变而成。其临床表现以间歇性、交替性或持续性鼻塞流涕为主要特征。

本病属中医学"鼻塞"范畴。其病因、病机为肺脾气虚，郁滞鼻窍或邪毒久留，气滞血瘀。

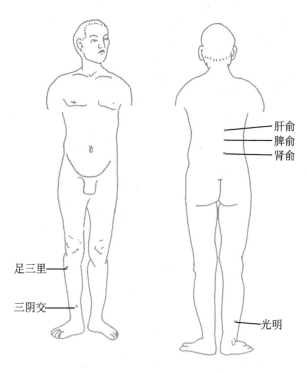

图90 视神经萎缩吸拔部位

2. 拔罐部位及方法

单纯火罐法

【选穴】 ①中脘、肺俞、膈俞穴;②风池、脾俞、足三里穴（图73,图91）。

【方法】 上述2组穴,每次选1组,2组穴交替使用。患者取坐位,用闪火法将火罐吸拔在穴位上,留罐5～20分钟。每日1次,10次为1个疗程。

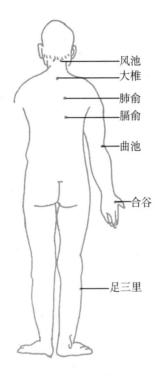

图91 慢性鼻炎吸拔部位

挑 罐 法

【选穴】 ①大椎（及其两侧旁开0.5寸处也可作为挑点，这三点交替应用）、合谷穴。②肺俞、足三里穴。③风池、曲池穴（见图91）。

【方法】 每次取1组穴位，施行挑罐法。患者取坐位，常规消毒穴位皮肤后，先用三棱针挑刺穴位至出血，然后用闪火法将罐吸拔在穴位上，留罐10～15分钟，每周2次，症状缓解后改为每周 1 次,5 次为 1 个疗程。2 个疗程间隔 1 周。

3. 注意事项 本病要坚持治疗,平素要加强身体锻炼,提高抵抗力,避免感冒,少吃辛辣厚味食品。

(七)鼻出血

1. 概述 鼻出血是鼻腔疾病常见症状之一,也可由全身疾病所引起,偶有因鼻腔邻近病变出血经鼻腔流出者。鼻出血多为单侧,亦可为双侧,出血量多少不一,轻者涕中带血,重者可引起失血性休克,反复出血则可导致贫血。

本病属中医学"鼻衄"范畴。其病因、病机为外感风热,饮食不节,过食辛燥,七情所伤,劳伤虚损等,使肺、脾、肝、肾功能失调所致。

2. 拔罐部位及方法

走罐挑刺法

【选穴】 两侧胁肋部。

【方法】 患者取胁肋部位,每次选 1 侧,施以走罐法,先在胁肋部走罐 7～10 遍,使皮肤出现紫红色或乌黑色略凸起的瘀点,然后消毒周围皮肤后,在最显著的瘀点注射普鲁卡因进行局麻,再以三棱针挑断皮下纤维,每日用艾条温和灸针口约 20 分钟,每周 1 次。

刺络罐法(1)

【选穴】 大椎、关元穴(图 92)。

【方法】 患者取坐位,常规消毒穴位皮肤后,以皮肤针重叩出血,然后将罐吸拔在穴位上,留罐 10～15 分钟,复发者每周 2 次。

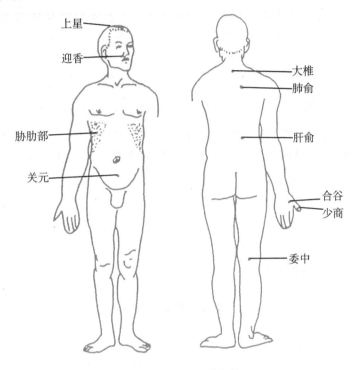

图 92 鼻出血吸拔部位

刺络罐法(2)

【选穴】 大椎、肺俞、肝俞、委中、涌泉穴(见图 61,图 92)。

【方法】 患者取俯卧位,常规消毒穴位皮肤后,先用三棱针点刺各穴至出血数滴,然后以闪火法将罐吸拔在穴位上,留罐10～15分钟,吸拔出血1～2毫升。隔日1次,10次为1个疗程。

刮痧罐法

【选穴】 大椎、上星、迎香、合谷、少商穴(见图92)。

【方法】 患者取坐位,先用刮痧板刮拭大椎、上星穴各30次,然后用闪火法将火罐吸拔在大椎穴上,留罐15～20分钟。用刮痧板一角点揉迎香、合谷、少商穴各30次,不拔罐。每日1次,5次为1个疗程。

3. **注意事项** 鼻出血时不要紧张和恐惧,患者应取坐位或半坐位,如疑有休克时,可平卧低头。在拔罐治疗的同时可配合治疗原发疾病。平素患者不要吃辛辣刺激食物,改变挖鼻习惯,避免鼻部损伤。

(八)慢性咽炎

1. **概述** 慢性咽炎是咽黏膜、黏膜下及淋巴组织的弥漫性炎症,常为上呼吸道慢性炎症的一部分。本病多由急性咽炎治疗不当或治疗不彻底,反复发作迁延变为慢性;亦与职业因素有关,如长期受化学气体、粉尘等刺激,以及嗜食辛辣、烟酒等是发病的诱因。主要症状是咽部常有异物感、发痒、发干、灼热、微痛、声粗哑或失音。

本病属中医学"虚火喉痹"范畴。其病因、病机为热邪犯肺,胃火上蒸,煎炼成痰,肾阴亏耗,虚火上炎所致。

2. **拔罐部位及方法**

刺络罐法(1)

【选穴】 大椎、肺俞、曲池、照海穴。若为急性发作则加新设穴或附近压痛点(图 93)。

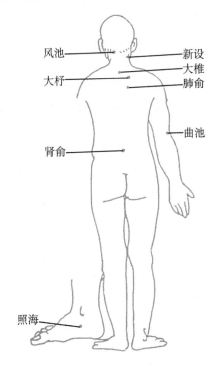

图 93　慢性咽炎吸拔部位

【方法】　患者取坐位或俯卧位,常规消毒穴位皮肤后,先用三棱针点刺各穴,然后以闪火法将罐吸拔在点刺的穴位上,留罐 10～15 分钟。每日 1 次,10 次为 1 个疗程。

刺络罐法(2)

【选穴】　大杼、风池、肺俞、肾俞穴(见图 93)。

【方法】　患者取俯卧位,常规消毒穴位皮肤后,用三棱针点刺各穴出血,然后以闪火法将罐吸拔在穴位上,留罐

15～20分钟。病情重者配少泽(图 74)、少商(图 94)、十宣穴,点刺出血 1～3 滴。隔日 1 次,10 次为 1 个疗程。

3. 注意事项 本病患者要预防反复感冒,若感冒后应少说话,减少烟酒、辛辣及粉尘刺激。用生理盐水漱口,保持口腔卫生。

(九)急性扁桃体炎

1. 概述 急性扁桃体炎是喉科常见疾病,多见于儿童和青年。现代医学认为,本病主要由溶血性链球菌感染所致。非溶血性链球菌、肺炎双球菌、葡萄球菌和病毒(较少见)亦能引起。可通过飞沫或食物直接接触而传染。在疲劳、受凉后,机体抵抗力降低时则引起发病。主要临床表现为突然畏寒高热、咽喉疼痛。

本病属中医学"乳蛾"范畴。其病因、病机为风热邪毒外袭,肺胃火热上蒸,风热火毒搏结于咽喉。

2. 拔罐部位及方法

刺络罐法(1)

【选穴】 大椎、肺俞、曲池、少商、商阳穴(图 94)。

【方法】 患者取坐位,常规消毒穴位皮肤后,先用三棱针点刺大椎、肺俞、曲池穴,然后用闪火法将罐吸拔在点刺的穴位上,留罐 5 分钟,再用三棱针点刺少商、商阳穴,放血数滴,每日 1 次。

刺络罐法(2)

【选穴】 大椎穴(见图 94)。

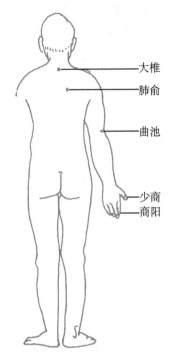

大椎

肺俞

曲池

少商
商阳

图94　急性扁桃体炎吸拔部位

【方法】　患者坐位低头,常规消毒大椎穴后,用细三棱针快速点刺穴位,然后在其上下、左右距0.5寸处各点刺1针;然后在穴位局部用闪火法将玻璃罐吸拔在穴位上,留罐10~15分钟,出血1~2毫升为宜。隔日1次,3次为限。

刺络罐法(3)

【选穴】　颌下扁桃穴(颊车穴下)(见图96)。

【方法】　患者端坐,医者站立于后。医者双手涂少许清凉油,始由两颌下至颈后揉推若干遍,按压合谷,最后抖动上肢。接着消毒穴位皮肤,以三棱针点刺患侧的颌下扁桃穴1～2分深,轻轻挤压针孔出血(体壮或实热证者及出血2～3滴,体弱或慢性疼痛者挤出血1滴即可)。然后再用闪火法将火罐吸拔在点刺出血的部位上,留罐10分钟左右。急性者一般1次取效,慢性者可隔5日再行施治。

3. 注意事项　嘱患者注意休息,多饮水,忌食辛辣,戒烟酒。加强身体锻炼,预防感冒。

(十)内耳眩晕病

1. 概述　内耳眩晕病,又称梅尼埃病,为内耳非炎性疾病。内耳眩晕病的发生,与膜迷路积水膨胀有关,可因变态反应、内分泌紊乱、病毒感染、疲劳、情绪波动、自主神经功能紊乱而诱发。主要临床表现为突发性眩晕,感觉天旋地转,伴耳鸣耳聋、恶心呕吐和眼球震颤等。

本病属中医学"眩晕"范畴。其病因、病机为气血不足,髓海空虚,不能上荣清窍或肝阳上亢,或痰浊中阻,上蒙清窍。

2. 拔罐部位及方法

刺络罐法(1)

【选穴】　大椎、心俞、肝俞、三阴交穴(图95)。

【方法】　患者取俯卧位,常规消毒穴位皮肤后,先用三棱针点刺穴位,然后用闪火法将罐吸拔在点刺的穴位上,留罐10～15分钟,每日1次。

刺络罐法(2)

【选穴】　脾俞、肾俞、足三里、丰隆穴(见图95)。

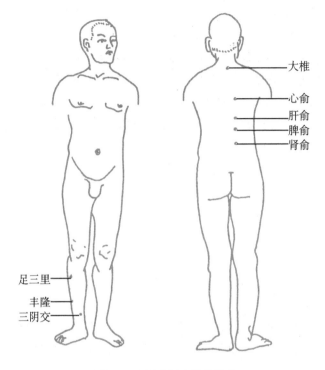

图 95　内耳眩晕病吸拔部位

【方法】　患者取俯卧位,常规消毒穴位皮肤后,先用三棱针点刺穴位,然后用闪火法将罐吸拔在点刺的穴位上,留罐 10～15 分钟,每日 1 次。

刺络罐法(3)

【选穴】　大椎穴(见图 95)。

【方法】　患者俯卧低头,消毒穴位皮肤后,先用细三棱针点刺大椎穴,以出血为度,再以大号玻璃火罐用闪火法吸拔在穴位上,留罐10分钟。每周2次,8次为1个疗程。

3. 注意事项 发作期间应卧床休息,加强营养,低盐饮食。消除患者紧张、恐惧心理。生活起居应有规律,避免过度疲劳,戒烟酒,以减少复发机会。

(十一)颞下颌关节功能紊乱综合征

1. 概述 颞下颌关节功能紊乱综合征,是指下颌关节区的疼痛、弹响、肌肉酸胀、张口受限、下颌运动障碍和咀嚼肌无力等一系列症状。多发于青年女性。现代医学认为,本病病因不十分清楚,可能与情绪不稳定、体质虚弱、咬合关系紊乱及外伤、关节和牙齿的生长发育异常等有关。本病主要临床表现为下颌关节区疼痛、弹响、张口受限、咀嚼肌酸痛等。

本病属中医学"颌痛""口噤不开"等病证范畴。其病因、病机为外感风寒,外伤经筋或先天不足而致筋骨失濡,关节失利。

2. 拔罐部位及方法

刺 络 罐 法

【选穴】 下关穴(图96)。

【方法】 患者取侧卧位,消毒患侧穴位皮肤后,医者手持三棱针对准穴位,快速点刺3~6针,深度0.5~1分许;点刺后取小号玻璃罐,用闪火法吸拔下关穴处,吸出血液5~10毫升,留罐10分钟后起罐,然后用干棉球擦净瘀血。隔日1次。

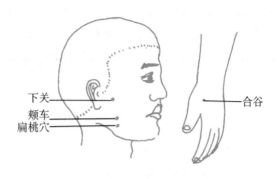

图 96　颞下颌关节功能紊乱综合征吸拔部位

出 针 罐 法

【选穴】　患部周围压痛点、合谷穴（见图 96）。

【方法】　患者取坐位，常规消毒穴位皮肤后，用 1.5 寸毫针针刺压痛点、合谷穴中，得气后施以提插捻转泻法，留针 10 分钟。起针后以闪火法将火罐吸拔在针刺过的部位，留罐 10～15 分钟。每日 1 次，5 次为 1 个疗程。

药 罐 法（1）

【选穴】　患侧下关、颊车穴（见图 96）。

【方法】　取上穴，施以药罐法，将药液（药物制备：伸筋草、钻地风、威灵仙各 60 克，三七 30 克，木瓜 120 克，白酒 2500 毫升，浸泡 2 个月备用）灌入小抽气罐内，约为罐高的 1/3，然后将罐吸拔在穴位上，留罐 20 分钟，隔日 1 次。

药 罐 法（2）

【选穴】　患部压痛处。

【方法】 以中药当归、白芷、乳香、没药、细辛各6克,薄荷、香附、红花、丝瓜络各15克,浸泡于95%乙醇100毫升中2周,过滤备用。药罐用青霉素小瓶磨去瓶底,彻底清洗消毒后制成。治疗时将药液倒入瓶中,扣于压痛处,吸出瓶中空气,使装有药液的小瓶吸附于患处,头偏向对侧,使药液浸润患部皮肤,留罐20分钟。每日1次,7次为1个疗程。

也可在患部压痛点施以涂药罐法(将上药液或用红花油、风湿油涂在患部),留罐15～20分钟,隔日1次,10次为1个疗程。

3. **注意事项** 本病要坚持治疗,在治疗期间患者要心情舒畅,不要悲伤愤怒。饮食以稀软食物为主,切忌咀嚼过硬食物,增加营养,增强机体抗病能力。

(十二)牙痛

1. **概述** 牙痛是多种牙齿疾病和牙周疾病常见症状之一。现代医学认为,牙痛多由牙齿本身、牙周组织及牙周脓肿、冠周炎、急性化脓性上颌窦炎等引起。此外,神经系统疾病,如三叉神经痛常以牙痛为主诉。主要临床表现为牙齿疼痛、咀嚼困难、遇冷热酸甜疼痛加重。

本病中医称为"齿痛""牙痛"或"牙齿痛"。其病因、病机为风热邪毒留滞脉络,或肾火循经上扰,或肾阴不足,虚火上扰而致。

2. **拔罐部位及方法**

刺络罐法(1)

【选穴】 大椎、肩井穴(图97)。

【方法】 患者取坐位,常规消毒穴位皮肤后,先用三棱针点刺,然后以闪火法将罐吸拔在穴位上,留罐 10～15 分钟,每日 1 次。

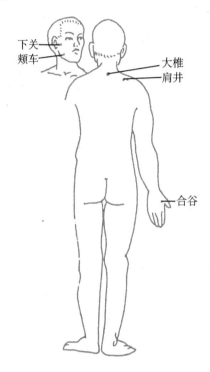

图 97 牙痛吸拔部位

刺络罐法(2)

【选穴】 阿是穴。在背部脊椎(第 7 颈椎以下第 5 胸椎以上)中线两侧旁开 1 寸和 2 寸处找出色泽粉红,并有压痛之点(大约 0.3 厘米),即阿是穴。

【方法】 患者取俯伏位,每次取 2~3 个压痛点。常规消毒皮肤后,在痛点中心用三棱针点刺放血后,以闪火法将火罐吸拔在点刺部位上,留罐 5~10 分钟。每日 1 次。

涂 药 罐 法

【选穴】 患侧颊车、下关、合谷穴(见图 97)。

【方法】 患者取坐位,先在颊车、下关穴处涂风油精,然后用闪火法拔罐,在合谷穴施以毫针罐,留罐 10~15 分钟,每日 1 次。

3. **注意事项** 平时要讲究口腔卫生,早晚刷牙,饭后漱口,睡前不吃甜食,少食辛辣食物。在牙痛缓解后,还要根据不同牙病加以彻底治疗。

(十三)复发性口腔溃疡

1. **概述** 复发性口腔溃疡,是以口腔黏膜反复发作的大小不等的圆形或椭圆形溃疡。伴有局部烧灼疼痛。本病具有周期性反复发作特点。诱发因素与消化系统疾病、胃肠功能紊乱、情绪波动、疲劳、休息差、内分泌紊乱等有关,其发病率女性略高于男性。溃疡好发于唇内侧、舌尖、舌缘、舌腹、颊部、软腭、腭弓等部位。

本病属中医学“口疮”“口疳”等病证范畴。其病因、病机为脾胃积热,胃火熏蒸于口,或肾水不足,虚火上炎所致。

2. **拔罐部位及方法**

走罐挑瘀法

【选穴】 胸段脊柱正中线及其两侧膀胱经内侧循行

线。

【方法】 患者取俯卧位,先在背部涂上润滑剂,用闪火法将玻璃火罐吸拔在脊背部,然后在背部推拉走罐至局部皮肤紫红,起罐后于大椎、身柱、灵台、心俞(图 98)等穴位上闪罐 5～6 次,然后再在闪罐区选 2～3 点明显痧点施行挑痧法,每 2 天 1 次。

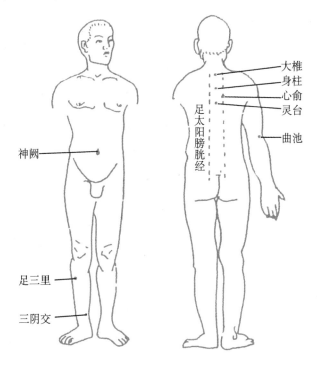

图 98 复发性口腔溃疡吸拔部位

刺络罐法（1）

【选穴】　大椎（及其两旁 0.5 寸处）、身柱、灵台、心俞、曲池、足三里、三阴交穴（见图 98）。

【方法】　患者取俯卧位，常规消毒穴位皮肤后，先用三棱针点刺穴位，然后用闪火法将罐吸拔在穴位上，留罐 10～15 分钟，1～2 日 1 次。

刺络罐法（2）

【选穴】　神阙穴（见图 98）。

【方法】　患者取仰卧位，严格消毒穴位周围皮肤，用梅花针轻叩数下，然后用闪火法将大号火罐吸拔在穴位上，留罐 10 分钟。隔日 1 次，10 次为 1 个疗程。用治顽固性口腔溃疡。

3. **注意事项**　平时要节制饮食，少食辛辣厚味及醇酒肥甘之品。调情志，使心情舒畅，保证充足睡眠，锻炼身体，增强体质。

十六、皮肤科疾病拔罐疗法

(一)痤疮

1. 概述 痤疮是一种毛囊、皮脂腺的慢性炎症,好发于颜面、胸背部,可形成黑头、白头粉刺,以及丘疹、脓疱、结节、囊肿等损害,在青春期男女中发病率极高,青春期过后,大多自然消退。现代医学认为,人体在青春发育期,性腺成熟,雄性激素分泌增加,刺激皮脂腺,使皮脂分泌过多,以致堵塞毛囊口而形成粉刺,粉刺棒状杆菌侵入局部,产生游离脂肪酸而形成毛囊炎,加重皮疹的发展。此外,消化不良、过食脂肪和糖类,可诱发本病。

本病属中医学"肺风疮""面疱"等病证范畴。其病因、病机为肺经血热,熏蒸颜面,或恣食肥甘厚味,脾胃积热,复感风毒之邪,熏蒸凝滞而成。

2. 拔罐部位及方法

刺络罐法(1)

【选穴】 大椎、肺俞、曲池穴(图99)。

【方法】 患者取俯卧位,常规消毒穴位皮肤后,先用三棱针或皮肤针点刺或皮肤针叩击,然后用闪火法将罐吸拔在穴位上,留罐10～15分钟,每隔3～4日1次,10次为1个疗程。

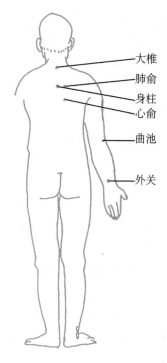

大椎

肺俞

身柱

心俞

曲池

外关

图99 痤疮吸拔部位

刺络罐法(2)

【选穴】 身柱、心俞、外关穴(见图99)。

【方法】 患者取俯伏位,常规消毒穴位皮肤后,用皮肤针重叩至出血,然后用闪火法将罐吸拔在穴位上,留罐10～15分钟,每3～5日1次,10次为1个疗程,每个疗程间隔5日。

刺络罐法(3)

【选穴】 肺俞穴(见图99)。

【方法】 患者取俯卧位,充分显露背部,消毒穴位皮肤后,医者持三棱针迅速点刺0.5分深,轻轻挤压出血为度,然后用闪火法将罐吸拔在穴位,留罐5～10分钟后起罐。每周2次,3周为1个疗程。

挑 刺 罐 法

【选穴】 大椎穴(见图99)。

【方法】 患者取坐位,消毒穴位皮肤后,医者用左手拇指、示指捏紧皮肤,右手持三棱针快速刺入穴位皮内,并挑出少许白色纤维;然后在穴位上面用闪火法吸拔火罐,以少量出血为度,擦净血迹,消毒针孔,用消毒纱布固定。7日挑刺1次,6次为1个疗程。

3. 注意事项 平时要用温水及肥皂洗脸,减少堵塞毛孔的油脂,切忌挤压患处。饮食宜清淡,少食油腻及糖类,忌酒及辛辣刺激性食物,多食蔬菜、水果,保持消化道通畅。

(二)荨麻疹

1. 概述 荨麻疹是一种常见的过敏性疾病。临床表现为皮肤突然出现风团并瘙痒,可迅速消退而不留痕迹。根据病程的长短可分急性和慢性两种。急性者发病急,1周左右即可痊愈;慢性者可反复发作数月,甚至数年。根据临床特点又可分为寻常性荨麻疹、人工荨麻疹(皮肤划痕症)、血管神经性水肿、日光性及胆碱能性荨麻疹等。现代医学认为,本病的致病因素较多,进食鱼、虾、蟹、肉、蛋、牛奶等,接触漆树、荨麻,吸入花粉、灰尘、真菌孢子,蚊虫叮咬,以及药物过敏、寒冷刺激等,都可引起荨麻疹发生。

本病属中医学"瘾疹"(民间称"起饭")范畴。其病因、病机为表虚,风寒、风热蕴结肌肤,或禀赋不耐,过食膏粱厚味而致脾胃不和,湿热郁于肌肤。

2. 拔罐部位及方法

单纯火罐法(1)

【选穴】 神阙穴(图100)。

【方法】 患者取仰卧位,显露脐部,采用闪火法将罐吸拔在穴位上,留罐5~10分钟。起罐后再拔,连续3次为治疗1次,以局部皮肤明显淤血为佳。每日1次,3次为1个疗程,疗程间隔3~5日。

若属于体质虚寒,或遇冷、冬季发作者,可于每次拔罐前用艾条温和灸神阙穴10~15分钟。

单纯火罐法(2)

【选穴】 大椎、风池、风门、曲池、血海穴(见图100)。

【方法】 患者取俯伏位,用闪火法将火罐吸拔在穴位上,留罐10分钟。每日1次。风团局部水肿者,加拔阴陵泉和三阴交穴。

刺络罐法(1)

【选穴】 膈俞穴(见图100)。

【方法】 患者取坐位并伏于桌上,充分显露背部,医者

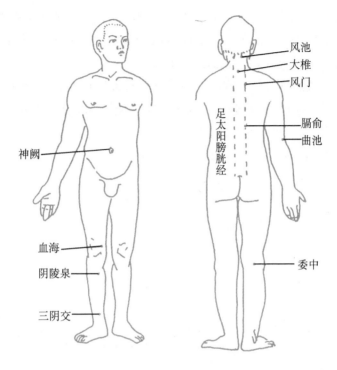

图 100　荨麻疹吸拔部位

先在穴周用双手拇指、示指向中央推按,使血液积聚于针刺部位。消毒穴周皮肤后,医者用三棱针快速刺入 0.1～0.2寸深,随即将针退出,轻轻挤压针孔,使其出血少许,然后用闪火法将火罐吸拔在穴位上,留罐 6 分钟。每日 1 次,5 次为 1 个疗程。效果明显。

刺络罐法(2)

【选穴】　委中穴(见图 100)。

【方法】　患者取俯卧位,消毒穴位皮肤后,用三棱针快速点刺穴位,使之微出血,然后用闪火法将玻璃罐吸拔在穴位上,留罐 5~10 分钟,出血量约 10 毫升,起罐后用干棉球擦净血液。每日 1 次,一般 2~3 次即可治愈。

走 罐 法

【选穴】 大椎及背部脊椎两侧膀胱经循行部位(见图100)。

【方法】 患者取俯卧位,先在背部涂抹润滑油,用闪火法将罐吸拔在大椎穴上,从大椎穴开始由上至下推拉走罐,至皮肤起丹痧为度,然后点刺大椎穴,放血数滴,每 1~2 日 1 次,3 次为 1 个疗程,疗程间隔 4~6 日。

3. **注意事项** 本病要节制饮食,忌鱼、虾、蛋、牛奶等食物,注意休息,避免外界风、寒、湿、热邪侵袭。若发病严重,伴有胸闷、呼吸困难者应配合中西药物治疗。

(三)带状疱疹

1. **概述** 带状疱疹是由病毒引起的急性炎症性皮肤病。多发于春秋季,主要表现为患部有束带状痛,局部皮肤潮红,随之出现成簇水疱,排列成带状,多在身体的一侧,好发于肋间、胸背、面部和腰部。

本病属中医学"缠腰火丹""蜘蛛疮"等范畴。其病因、病机为情志不畅,肝胆火盛或饮食不节,脾失健运,蕴湿化热,又复感毒邪而致。

2. **拔罐部位及方法**

刺络密排罐法

【选穴】 病灶处,大椎、灵台穴(图101)。

【方法】 患者取适当体位,常规消毒病灶部皮肤后,用皮肤针重叩皮损处出血,然后用闪火法将火罐密排病灶处;在大椎、灵台穴采用刺络罐法,留罐15分钟。若局部疱疹溃破、渗液多时,可涂甲紫药水。每日1次,7次为1个疗程。

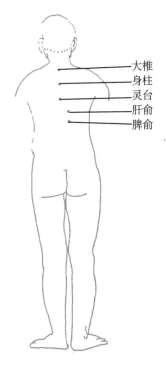

大椎
身柱
灵台
肝俞
脾俞

图 101　带状疱疹吸拔部位

刺络罐法(1)

【选穴】 大椎、肝俞、阿是穴(病灶处)(见图101)。

【方法】 患者选择适当体位,常规消毒穴位皮肤后,用三棱针点刺穴位,然后用闪火法将火罐吸拔在点刺穴位上,留罐 10～15 分钟。每日或隔日 1 次。

刺络罐法(2)

【选穴】 身柱、脾俞、阿是穴(病灶处)(见图 101)。

【方法】 患者选择适当体位,常规消毒穴位皮肤后,用三棱针或皮肤针点刺穴位,然后用闪火法将火罐吸拔在点刺穴位上,留罐 10～15 分钟。每日或隔日 1 次。

刺络罐法(3)

【选穴】 病损部位。

【方法】 施治前将患处消毒后,用梅花针在患处簇集疱疹上叩刺,然后用闪火法将火罐吸拔在叩刺后的病损部位上,留罐 5～10 分钟。起罐后,轻轻擦净血水样渗出液。随之用消毒棉棒蘸二黄解毒散(雄黄 15 克,黄连 15 克,冰片 5 克,分别研为细末,混匀,装瓶备用)涂于患处,待药面被吸收 10 分钟后,用敷料覆盖,次日即可结痂。每日或隔日治疗 1 次。

刺络药罐法

【选穴】 皮损部位、阿是穴、相应神经结段夹脊穴。
【方法】

①药罐制法:将板蓝根 15 克,当归 10 克,紫草 15 克,延胡索 10 克,银花 15 克,黄芩 15 克装在药袋中,放入容器内加水 5000 毫升,煮沸 20 分钟,再将数十个高压消毒后的不同口径的竹管放入,使药液浸过竹管,当药液表面飘起一层

白沫时即可使用。

②常规消毒皮肤后,用梅花针轻叩皮损部位,顺序由外向内,范围稍大于病变部位,然后用陶片或三棱针在病变部位相应神经结段夹脊穴上点刺。

③将药罐捞出,用干毛巾抹干罐口,趁势拔在叩刺及点刺部位,先拔带状疱疹病变部位两侧,再拔其次部位,先拔上部,后拔下部,留罐15~20分钟。每日或隔日1次。

3. 注意事项　本病在治疗期间要注意休息,调畅情志,饮食宜清淡,忌食鸡、鸭、鱼、虾、蟹等腥发之物及葱、蒜、辣椒、烟、酒等辛热之品。

(四)神经性皮炎

1. 概述　神经性皮炎是一种慢性瘙痒性皮肤神经官能症,好发于颈项、肘、腘窝及骶部,常为对称分布。症见奇痒,抓后呈丘疹状,日久发生皮肤苔藓样变,厚皱如牛颈之皮肤,故中医有人称之为"牛皮癣"。现代医学认为,本病的发生与精神因素有关,情绪波动、精神紧张、性情急躁、劳累过度以及局部衣领摩擦、搔抓刺激等,均可促进本病发生或加剧。

本病属中医学"牛皮癣""摄领疮"范畴。其病因、病机为风热之邪,阻滞肌肤或肝郁不畅,气血运行失调,淤血凝滞,肌肤失去濡养。

2. 拔罐部位及方法

刺 络 罐 法

【选穴】　大椎、身柱、肺俞穴(见图102)及病灶处。

【方法】　患者选择适当体位,常规消毒穴位及病灶部皮肤后,先用三棱针点刺,病灶部用皮肤针叩刺出血,然后以闪火法将火罐吸拔在穴位及病灶处,留罐 10～15 分钟。隔日1 次。

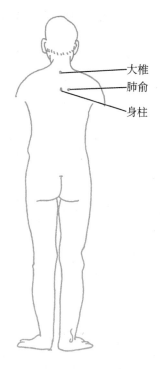

图 102　神经性皮炎吸拔部位

综合药罐法

【选穴】　病灶部。

【方法】　病灶局部用敷蒜罐(将蒜捣烂敷在病灶上再拔罐)、涂药罐(在病灶上涂 5％～10％来苏水或 2.5％碘酒),

病灶宽者可多拔几个罐,均留罐 10～15 分钟。起罐后在病灶上加艾条温和灸约 15 分钟,每日 1 次。缓解后隔 1～2 日 1 次,10 次为 1 个疗程。

3. 注意事项　本病在治疗期间,忌烟、酒、辛辣等刺激之品及鱼虾、羊肉等。

(五)银屑病

1. 概述　银屑病又称牛皮癣,是一种以皮肤出现红斑及伴有闪光的银白色脱屑为主要症状,并易于复发的常见皮肤病。按临床表现分为寻常型、脓疱型、关节型、红皮型,其中寻常型银屑病最为常见。现代医学对本病的病因及发病机制尚未完全明确,有待进一步研究,一般认为本病和遗传、感染、代谢障碍、内分泌功能障碍及神经精神障碍有关。

本病属中医学“白疕”“松皮癣”范畴。其病因、病机为饮食不节、情志内伤、冲任不调,或外感风邪、郁于肌肤而致营血不和。

2. 拔罐部位及方法

刺 络 罐 法

【选穴】　①大椎、风门、肝俞、膈俞穴。②肺俞、脾俞、身柱、血海穴(图 103)。

【方法】　患者取俯伏位,常规消毒穴位皮肤后,先用三棱针点刺穴位,然后用闪火法将罐吸拔在点刺的穴位上,留罐 15～20 分钟,每日或隔日 1 次,每次 1 组穴。

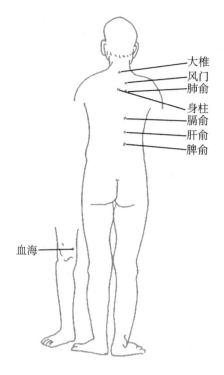

大椎
风门
肺俞
身柱
膈俞
肝俞
脾俞

血海

图 103　银屑病吸拔部位

火　针　罐　法

【选穴】　皮损部位。

【方法】　局部常规消毒后,用粗火针密刺法,即每隔0.5 厘米刺 1 针,火针要烧至白亮疾刺疾出,要求直刺,深度要穿透皮损部位的皮肤(皮损部位皮肤一般较硬,火针穿刺透皮损时有落空感,若皮损部皮肤不硬,或针刺入 0.5 厘米即可),然后用闪火法将罐吸拔在针刺部位,留罐 3~5 分钟,可拔出少量血液,要控制出血量,每次最多不超过10毫升。隔3日治疗1次,10次为1个疗程,连续治疗3个疗程。治疗期间勿食辛辣刺激性食物,针刺3日内局部勿着水,以防感染。

3. 注意事项 本病要坚持治疗,患者要心情舒畅,不要过度紧张。饮食宜清淡,忌食肥腻及鱼腥食物。加强身体锻炼,避免感受风寒。忌滥用药物。

(六)湿疹

1. 概述 湿疹是过敏性炎症性皮肤病。急性期可出现潮红、丘疹、水疱、渗出、结痂;慢性期出现鳞屑、苔藓化等损害。皮疹有融合渗出倾向,常对称分布,易复发。本病病因复杂,是由多种内外因素综合作用的结果。常见的外界因素有日光、寒冷、干燥、化妆品、肥皂、人造纤维等;常见的内在因素有慢性消化系统疾病、精神紧张、胃肠道功能障碍、体内有感染病灶等所致。

本病属中医学"旋耳疮""浸淫疮""四弯风"等病证范畴。其病因、病机多由脾失健运,湿邪内困,蕴湿生热,复感风、湿、热邪,内外相搏,充于肌肤,浸淫皮肤所致。

2. 拔罐部位及方法

刺络罐法(1)

【选穴】 大椎、灵台、肺俞、曲池、血海、三阴交、神阙穴及病灶(图104)。

【方法】 病灶处采用单纯罐法(依病灶宽窄,可置单罐或密排罐,要求尽量罩住病灶),病灶炎症甚者,加大椎或灵台穴,施行刺络罐法或毫针罐法,留罐 10~15 分钟,每 1~2 日 1 次。若病灶处不能置罐,或泛发者,取各穴位施以刺络罐法或毫针罐法,留罐 10~15 分钟,每 1~2 日 1 次。

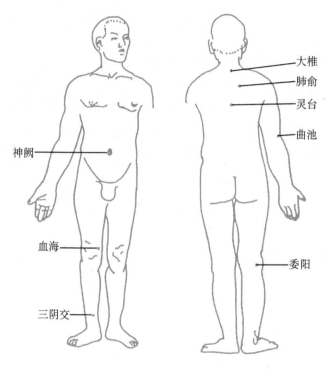

图 104　湿疹吸拔部位

刺络罐法(2)

【选穴】　大椎、曲池、三阴交、病变局部(见图 104)。

【方法】　先用毫针针刺穴位,消毒穴位皮肤后,用 1.5 寸毫针快速刺入穴中,大椎宜中强刺激,曲池、三阴交宜强刺激,针感最好能向四周扩散。病变局部常规消毒后,用皮肤针叩刺,使之出血,然后用闪火法将火罐吸拔在叩刺部位,留罐5～10分钟。每周治疗2～3处。

刺络罐法(3)

【选穴】 肺俞穴、委阳穴(见图104)。

【方法】 患者取俯卧位,显露后背上部和双腿腘窝处,消毒穴位皮肤后,用三棱针快速点刺肺俞穴,然后用手指挤压针孔周围,使之出血,然后迅速将罐吸拔在穴位上。背部操作完毕,再在双腿的委阳穴点刺,然后将罐吸拔在穴位上,留罐10～15分钟,出血5～10毫升。隔日1次。3次为1个疗程。

3. 注意事项 平素要避免刺激局部,如搔抓、肥皂热水洗或用力搓擦。饮食宜清淡,忌食鱼腥、蛋类及牛羊肉、辛辣、酒类等刺激性食物。

(七)黄褐斑

1. 概述 黄褐斑又称肝斑,是一种面部色素增生性皮肤病,它虽无自觉症状,但影响美容,往往给患者带来精神上的压力和痛苦。现代医学认为,本病多由妇女妊娠、更年期内分泌紊乱,口服避孕药或日晒等引起,也可因慢性病,如肝脏病、结核病、内脏肿瘤等继发本病。

本病中医称之为"面尘""黧黑斑",病因为七情内伤,饮食不节,肝肾精亏,病位在肝、肾,病机为颜面气血失和。

2. 拔罐部位及方法

刺络罐法（1）

【选穴】 华佗夹脊穴（背腰部，第1胸椎正中线旁开0.5寸）、督脉大椎至命门11穴、肺俞、膈俞穴（图105）。

【方法】 患者取俯卧位，消毒穴位皮肤后，执梅花针首先沿华佗夹脊穴叩刺，由上至下，手法由轻到重，由慢到快，以局部皮肤潮红为度。然后用梅花针以同样手法从大椎叩刺至命门。接着用闪火法将小号玻璃火罐（于罐口涂抹软膏以润滑）沿华佗夹脊以及大椎至命门上下游走1～2次（不留罐）。最后于肺俞穴、膈俞穴处用梅花针叩刺至皮肤潮红后，分别拔罐，留罐15分钟，起罐后凡叩针处涂抹抗生素软膏以防感染。每日1次，10次为1个疗程。

刺络罐法（2）

【选穴】 背部反应点。

【方法】 寻找反应点。患者反骑椅子上，在自然光线下显露背部，医者于脊柱两侧寻找黄色斑点或深褐色斑块。这些斑点或斑块不凸出皮肤，形状不规则，主要分布于背部膀胱经两侧线中间带及旁开的区域，无对称分布规律。

在找到反应点后进行常规消毒，右手持三棱针对准反应点连续针刺2～3下直至出血，立即用真空罐（或玻璃火罐）吸附于出血处，拔罐强度以罐内血液流出度，留罐5～6分钟，以血液凝成块为准。

第一周连续刺络拔罐每日1次；第二周、第三周每周2～3次，3周为1个疗程，可连续治疗。

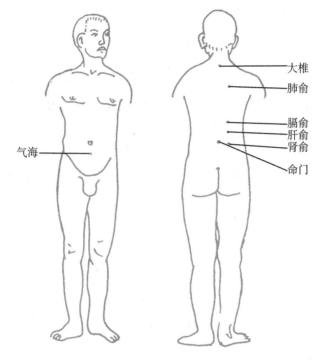

图 105　黄褐斑吸拔部位

刺络罐法（3）

【选穴】　大椎穴与两侧肺俞穴形成的三角区（见图105）。

【方法】　患者取俯伏位，常规消毒背部穴周皮肤后，先用梅花针在三角区内叩刺，以微出血为度，然后用闪火法将火罐吸拔在3个穴位上，留罐10分钟，以每穴吸出血量约1毫升为度。隔日1次，10次为1个疗程。

出针罐加艾灸法

【选穴】 气海、肾俞(双)、肝俞穴(双)(见图 105)。

【方法】 患者选适当体位,常规消毒穴位皮肤后,用毫针针刺各穴,得气后,施以平补平泻手法,留针 10 分钟。起针后,以闪火法将火罐吸拔在穴位上,留罐 10～15 分钟。起罐后再用艾条温灸 5～10 分钟,同时,再用毫针针刺迎香穴(双),留针 15～30 分钟;用艾炷灸患部中央 3～7 壮(无瘢痕灸)。每日或隔日 1 次,7 次为 1 个疗程。必要时休息 1～3 天,再行下 1 个疗程。

3. **注意事项** 在治疗期间要注意调节情志,不要忧郁、恼怒,饮食清淡,忌辛辣,避免长时间户外暴晒。积极治疗导致内分泌失调的原发病。

(八)白癜风

1. **概述** 白癜风是一种原发性色素脱失性皮肤病。它影响美容,易诊难治,本病好发于青年,偶见儿童,发病率较高,为 0.09%～0.15%。现代医学认为,本病与遗传、自身免疫及黑色素细胞自身破坏有密切关系;精神创伤、神经功能障碍、内分泌失调等,可能为本病诱因。

本病中医称"白癜"或"白驳风"。其病因为肝气郁结,气血失和或气滞血淤,风湿郁于皮腠,血不荣肤等。病位在肝、脾,气血失和为其主要病机。

2. **拔罐部位及方法**

刺 络 罐 法

【选穴】 病损局部。

【方法】 局部消毒后,用三棱针在病损中心呈梅花状点刺,然后再以闪火法将火罐吸拔在点刺部位,以拔出污血,留罐 10～15 分钟。每周可进行 1～2 次治疗。

药罐法(1)

【选穴】 皮损区、孔最、足三里、三阴交穴(图 106)。

【方法】 以指头大小脱脂棉放到药罐液中(川芎、木香、荆芥各 10 克,丹参、白蒺藜、当归、赤芍、牡丹皮各 15 克,鸡血藤 20 克,灵磁石 30 克,投入适量 95%酒精中浸泡 10 天,去渣取汁 200 毫升,贮于玻璃瓶中密封备用)浸湿,再将其取出贴于玻璃罐壁的中段,用火点燃,立即罩在上述穴位上(取单侧),留罐 10～15 分钟。每日 1 次,每侧穴位连续拔 10 次,再改取另侧穴位,交替进行拔罐治疗。

药罐法(2)

【选穴】 皮损局部。

【方法】 若白斑范围较小者,可取 1 只玻璃罐,于皮损处拔罐;皮损范围较大者,可视情况取 2～5 只玻璃火罐于皮损边缘处拔罐,每日拔罐 1 次,每次留罐 15～20 分钟。如皮损在眼睑等口唇处,拔罐部位当离开口唇呈一定距离;若皮损在头、面等部位肌肉较少处,可用面粉揉成条状,围成玻璃火罐口大小圆圈贴于拔罐部位,然后进行拔罐。皮损处拔罐治疗结束后,涂以中药酊剂(红花、白蒺藜、川芎各等量,用 30%酒精适量浸泡)。

3. **注意事项** 在治疗期间要调节情志,因过度的精神紧张与刺激,使大脑对皮肤神经和酶的调节功能失常而致色

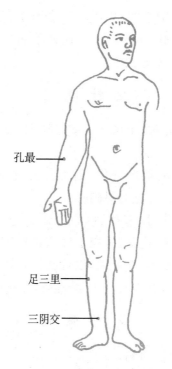

孔最

足三里

三阴交

图 106　白癜风吸拔部位

素脱失。可进行日光照射,有助于肤色恢复。

(九)皮肤瘙痒症

1. **概述**　皮肤瘙痒症,是一种自觉瘙痒而无原发损害的皮肤病。由于不断搔抓,常有抓痕、血痂、色素沉着及苔藓样变化等继发损害。本病临床上有泛发性和局限性两种。现代医学对本病的病因还不完全明了,多认为与某些内科疾病有关,如糖尿病、肝病、肾病等;同时还与一些外界因素有关,如寒冷、温热、化纤织物等。

本病类似于中医的"痒风"症,多因血虚风燥,肌肤失养;或因风湿蕴于肌肤,不得疏泄而诱发本病。

2. **拔罐部位及方法**

出 针 罐 法

【选穴】　大椎、肺俞、心俞、肝俞、膈俞、脾俞穴(图107)。

【方法】　患者取俯卧位,消毒穴位皮肤后,用2寸毫针先针刺大椎穴,针尖向上斜刺0.5～1寸,其余穴位针尖向脊柱斜刺1～1.5寸,以有酸、麻、胀、沉针感为宜,留针20分钟。取针后不按针孔,然后在上述穴位用闪火法将火罐吸拔在穴位上,留罐10～15分钟,以针孔处拔出血液或渗出液为宜。每日1次,10次为1个疗程,拔罐亦可隔日1次。

刺 络 罐 法

【选穴】　脊柱两侧。

【方法】　患者取俯卧位,消毒背部皮肤,医者用梅花针自颈部以中度刺激叩打至骶部,再重点叩打大椎、肺俞、脾俞、胃俞穴部位,使其局部微出血,然后选用大小适度的火罐,在脊柱两侧出血部位,用闪火法吸拔火罐,留罐10～15分钟。隔日1次,连续3次为1个疗程。

3. **注意事项**　本病在治疗期间要注意饮食调节,不要食辛辣、鱼腥等动物,忌搔抓,不要用肥皂和用热水洗澡解痒,如不加注意可使本病加重。

(十)玫瑰糠疹

1. **概述**　玫瑰糠疹是一种圆形或椭圆形的玫瑰色斑

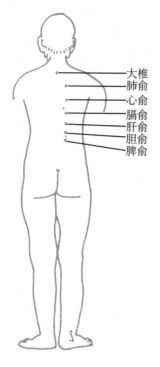

大椎
肺俞
心俞
膈俞
肝俞
胆俞
脾俞

图 107　皮肤瘙痒症吸拔部位

疹,其表面附有糠状鳞屑,病程自限性炎症性皮肤病。病因不明,发病可能与病毒感染有关。有一定的季节性,多在春秋季节发病。

本病属中医"子母癣"的范畴。

2. 拔罐部位及方法

刺络罐法(1)

【选穴】　大椎、身柱、肩胛冈(图 103,图 108)。上肢肩背加肩髃、曲池(见图 60);腰以下加肾俞(见图 108);病灶在臀股以下加血海、委中(见图 47)。同时配耳尖放血。

【方法】 患者取坐位或俯卧位,显露穴区,皮肤常规消毒后,主穴用三棱针快速点刺,然后用闪火法将罐吸拔在穴位上,留罐 15~20 分钟,以局部红紫并出血 1 毫升为度。每日 1 次,10 次为 1 个疗程。皮损大部消退,仅残留数个皮损,除主穴外,局部围刺加拔火罐。

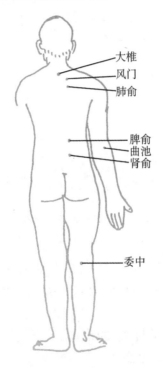

大椎
风门
肺俞
脾俞
曲池
肾俞
委中

图 108 玫瑰糠疹吸拔部位

刺络罐法(2)

【选穴】 大椎、风门、肝俞及身柱、肺俞、脾俞穴(见图103,图108和图107)。

【方法】 患者取俯伏位,常规消毒穴位皮肤后,用三棱针点刺穴位出血,然后用闪火法将火罐吸拔在点刺的穴位上,留罐15分钟左右。每日或隔日1次,两组穴交替使用,一般3～5次皮疹消退。

3. **注意事项** 发病和治疗期间,少去公共场所,忌食辛辣、鱼腥等刺激性食物。

(十一)酒渣鼻

1. **概述** 酒渣鼻是一种发生于面部中央,以鼻部为中心的红斑、丘疹及毛细血管扩张为主要损害的慢性病。其病因尚未明确,与内分泌失调、消化道功能紊乱、精神情绪因素不佳、高温、寒冷、嗜酒、辛辣食物、浓茶、咖啡等刺激有关。此外,与寄生于毛囊皮脂腺内的蠕形螨(毛囊虫)感染有关。

本病中医认为,多因饮酒过度,嗜食辛辣,肠胃积热,热气上蒸,客于鼻窍,复被风寒外郁,血热淤阻;或肺受风热,邪热熏蒸肺窍,伏留不撤,上客鼻窍,均可热淤凝于内,鼻赤见于外也。

2. **拔罐部位及方法**

刺络罐法(1)

【选穴】 大椎、肺俞、大肠俞、曲池穴(图109)。

【方法】 在穴位上进行皮肤消毒,用三棱针快速刺入皮肤 0.5～1 分深,然后用手挤压着针孔周围,使之出血,再用闪火法将罐吸拔在穴位上,留罐 15 分钟。隔日 1 次,6 次为 1 个疗程,连续治疗 2～3 个疗程。

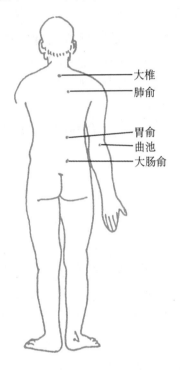

大椎
肺俞
胃俞
曲池
大肠俞

图 109　酒渣鼻吸拔部位

刺络罐法(2)

【选穴】　肺俞、胃俞、大椎穴、患部(见图 109)。

【方法】　患者取俯伏位,常规消毒穴位皮肤后,前 3 穴用梅花针叩刺至皮肤发红、微出血为度,然后用闪火法将火罐吸拔在叩刺的穴位上，留罐 15～30 分钟。隔日 1 次，10次为 1 个疗程。患部刺后不拔罐，用生大黄、净芒硝各 30克，共细末。每取 10 克，用鸡蛋清调成糊状外涂患部，日涂数次。

3. 注意事项　本病在治疗期间生活要规律，忌饮酒及禁止食辛辣刺激性食物，保持良好的心态。

（十二）腋臭

1. 概述　腋臭又称狐臭、臭汗症，是由汗腺分泌的，有特殊的气味。人体有小汗腺和顶泌汗腺两种，小汗腺分泌的汗液几乎都是水分，若排汗未能蒸发，清洗时因皮肤表面细菌分泌可产生异臭味。

顶泌汗腺（大汗腺）仅分布于腋窝、乳晕、外阴、脐窝、肛周等长毛或多皱褶处，细菌、病毒、真菌易寄生，可分解汗腺中的有机成分，如不饱和脂肪酸、氨等而发出特殊臭味。腋臭与遗传有关，患者有腋臭家族史。

本病中医称之为"狐臭""胡臭""狐骚"，多因湿热内蕴，秽浊外壅所致。

2. 拔罐部及方法

火针闪罐法

【选穴】　少海、极泉穴及穴周（图 110）。

【方法】　患者取仰卧位，先取双侧少海穴，消毒穴位后，用三棱针放血 3～5 滴，然后患者双手抱头，露出腋窝，消毒腋窝皮肤后，用火针快速刺入极泉穴及穴周旁开 0.8 寸上下、左右各刺 1 针，然后快速用闪罐法连续吸拔穴位及穴周，

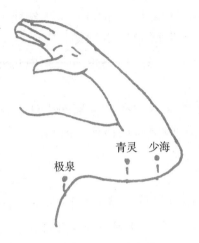

图 110　腋臭吸拔部位

连续吸拔 10～15 次,留罐半分钟左右,以局部皮肤潮红为度,拔罐时针孔有血液及黄色液体渗出,用消毒干棉球擦干净,无须包扎,禁水 3 天以防感染。7 日治疗 1 次,3 次为 1 个疗程,可治疗 2～3 个疗程。

3. 注意事项　经常洗澡,勤换衣服,保持皮肤清洁干燥。可将腋毛刮去,使局部减少细菌感染机会。